DE

L'HYSTÉROPEXIE VAGINALE

POUR

Rétrodéviations utérines

DESCRIPTION DU PROCÉDÉ DE RICHELOT

PAR

Le Docteur Henri MERLET
De l'Université de Paris,
ANCIEN EXTERNE DES HOPITAUX DE PARIS
Médaille de Bronze de l'Assistance publique.

AVEC 16 FIGURES DANS LE TEXTE

PARIS
INSTITUT INTERNATIONAL DE BIBLIOGRAPHIE SCIENTIFIQUE
93, BOULEVARD SAINT-GERMAIN, 93
1899

DE L'HYSTÉROPEXIE VAGINALE

POUR

Rétrodéviations utérines

DE L'HYSTÉROPEXIE VAGINALE

POUR

Rétrodéviations utérines

DE

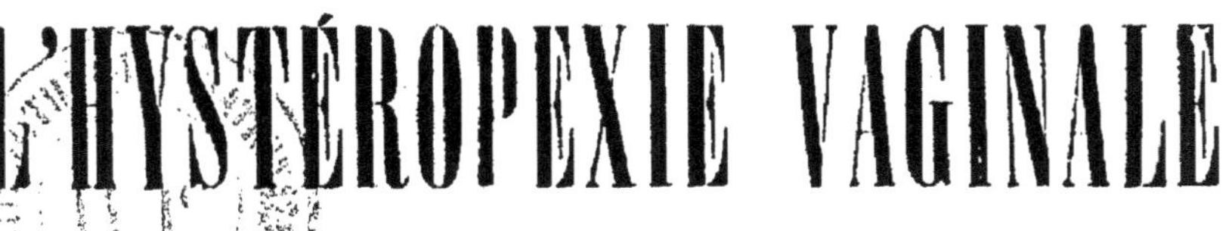

L'HYSTÉROPEXIE VAGINALE

POUR

Rétrodéviations utérines

DESCRIPTION DU PROCÉDÉ DE RICHELOT

PAR

Le Docteur Henri MERLET

De l'Université de Paris

ANCIEN EXTERNE DES HOPITAUX DE PARIS

Médaille de Bronze de l'Assistance publique

AVEC 10 FIGURES DANS LE TEXTE

PARIS

INSTITUT INTERNATIONAL DE BIBLIOGRAPHIE SCIENTIFIQUE

93, BOULEVARD SAINT-GERMAIN, 93

1899

AVANT-PROPOS

Nous sommes heureux, au début de ce travail, de pouvoir exprimer toute notre reconnaissance à nos Maîtres de Paris et de Nantes. Leur science nous a instruit et leur bienveillance nous a rendu agréable l'étude de la Médecine.

Qu'il nous soit permis tout d'abord d'inscrire, en tête, le nom de notre vénéré Maître, M. le Professeur agrégé RICHELOT, Chirurgien de l'Hôpital Saint-Louis, qui nous a inspiré l'idée de ce travail.

C'est avec plaisir que nous nous rappelons l'année d'externat passée dans son service, où nous avons pu hautement apprécier la valeur de l'enseignement gynécologique de ce Maître éminent.

Nous tenons aussi à remercier chaleureusement MM. les docteurs Mauriac, Descroizilles, Maygrier et Gouguenheim, qui nous ont accueilli avec tant d'affabilité, comme externe, dans leur service, ainsi que MM. les docteurs Jouon, Chartier et Herrouët, nos premiers Maîtres dans les hôpitaux de Nantes.

Nous tenons à dire à M. le docteur Marcel Baudouin combien nous sommes reconnaissant de l'amitié et de l'intérêt qu'il n'a cessé de nous témoigner pendant notre séjour à Paris.

Que M. le Professeur TERRIER, Chirurgien de l'hôpital Bichat, Professeur de médecine opératoire à l'Université de Paris, membre de l'Académie de Médecine, qui nous fait le grand honneur d'accepter la présidence de notre thèse, veuille bien recevoir tous les sentiments de notre respectueuse gratitude.

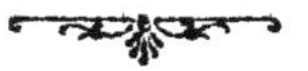

INTRODUCTION

En 1898, pendant notre année d'externat chez M. le Dr Richelot, nous avons été frappé des résultats remarquables obtenus par la *vagino-fixation utérine*, employée à la cure des *rétro-déviations de l'utérus.* Cette opération, très bénigne, permet de guérir rapidement, et en une seule séance, la *métrite*, si souvent concomitante de la rétroversion, et la rétroversion elle-même. De plus, les deux opérations se pratiquent dans la même région, et il n'est pas nécessaire d'interrompre l'opération pour préparer un nouveau champ opératoire, comme cela doit se faire pour l'Alexander ou la ventro-fixation.

Ces divers avantages nous ont engagé à demander à notre Maître la permission de faire de son procédé le sujet de notre thèse. Il s'est empressé d'accéder à notre demande, ce dont nous ne saurions trop le remercier.

Dans ce travail, nous décrirons les *différents procédés* d'hystéropexie vaginale, en insistant particulièrement sur celui de M. le Dr Richelot; nous exposerons les résultats de cette opération; nous examinerons en particulier son influence sur la grossesse et, pour terminer, nous discuterons les indications comparées de l'Alexander et de l'hystéropexie, soit *abdominale*, soit *vaginale*, ainsi que des autres méthodes employées à la cure des rétrodéviations, telles que le *massage* et les *pessaires*.

CHAPITRE I.

Historique des Hystéropexies vaginales.

Définition et Synonymie. — *L'Hystéropexie vaginale*, désignée aussi en France, et surtout en Allemagne, sous le nom de *vagino-fixation*, a pour but de fixer le corps de l'utérus, dévié de sa position naturelle, à une paroi fixe, la paroi vaginale, de telle sorte que tout en conservant une certaine mobilité, il ne puisse retomber en arrière.

Cette opération s'adresse surtout aux rétro-déviations, qui provoquent dans certains cas des troubles si graves qu'il faut immédiatement y porter remède.

Historique. — Elle est de date assez récente, car c'est en 1886, qu'elle fut exécutée pour la première fois par von Rabenau (1).

I. **Trachélopexies.** — Auparavant, on avait bien essayé, il est vrai, de fixer l'*utérus rétro-dévié* aux parois vaginales, mais, au lieu de s'attaquer directement au *corps* utérin comme aujourd'hui, c'était au *col* qu'on s'adressait (*Trachélopexies*).

(1) *Berlin. klinisch Wochenschr.*, 1886, p. 284-286.

On cautérisait avec un mélange de chaux et de potasse solidifiées la portion de la muqueuse cervicale correspondant à la paroi vaginale à laquelle on voulait la faire adhérer, et on appliquait ensuite, au moyen d'un tampon, cette muqueuse cervicale contre la muqueuse vaginale. Des adhérences s'établissaient entre les deux surfaces et le corps de l'utérus, sollicité par son col fixé en arrière, se redressait et se portait en avant. C'est là l'opération imaginée par Amussat, faite depuis par Richelot père, avec quelques modifications, et reprise par Courty, qui s'en déclare partisan.

En 1888, Byford (1) présenta un procédé qui se rapproche assez de celui d'Amussat.

En 1889, au 3e *Congrès des Gynécologistes Allemands,* tenu à Fribourg (2), Freund décrivit une méthode de fixation du col utérin absolument différente des précédentes. Après avoir largement ouvert le cul-de-sac vaginal postérieur et le repli de Douglas, il passe des fils dans la portion sus-vaginale du col et dans le péritoine situé au-dessous du promontoire, au niveau des ligaments utéro-sacrés. Il termine en tamponnant sous les sutures la cavité de Douglas et en fermant l'incision vaginale.

II. **Hystéropexie véritable.** — *1° Procédé de von Rabenau.* — Quelle que soit la valeur de ces divers procédés (3), ils n'ont guère été répétés que par leurs auteurs. Il n'en est pas de même de l'opération de von Rabenau, qui, depuis son

(1) *Journal of the Améric. médic. Association,* 7 août 1886.

(2) *Centralbl. für Gyn.,* 1889, n° 30.

(3) Voir pour les détails, la thèse de Marcel Baudouin (1890) et le livre de M. Delagénière (*Chirurgie de l'Utérus,* Inst. de Bibl., 1898).

apparition, a été reprise et modifiée par de nombreux opérateurs, qui, sans cesse perfectionnée, produit aujourd'hui les plus heureux résultats.

Ce chirurgien eut le premier l'idée, après avoir *ouvert le cul-de-sac vaginal antérieur*, d'aller à la recherche de l'utérus et de *le fixer* à la paroi vaginale. Voici comment il décrit son procédé.

« Après avoir fendu le col des deux côtés sur une hauteur d'un centimètre, j'ouvris le cul-de-sac antérieur et séparai la vessie de l'utérus au moyen d'un instrument mousse; je fis ensuite l'excision de la paroi antérieure de l'utérus dans une étendue de quatre centimètres, et je procédai à la suture qui fut faite de la façon suivante.

Avec une aiguille montée, je traversai la paroi vaginale, la plaie utérine dans toute sa largeur, toute l'épaisseur de la paroi antérieure de l'utérus et je fis ressortir le fil dans le canal utérin ; cela fait, je nouai et fis de même sur les parties latérales. Quant aux incisions latérales du col, elles furent fermées comme on le fait habituellement ».

Le but théorique de cette opération est de raccourcir la paroi antérieure de l'utérus, qui est forcément plus longue que la postérieure dans tous les cas de rétroflexion ; la paroi antérieure raccourcie devient plus courte que la postérieure et il s'ensuit, d'après l'auteur, que cette paroi postérieure, qui était concave avant l'opération, devient convexe après. Il y a forcément une disposition inverse pour la paroi antérieure. On transforme, en somme, une rétroflexion en une antéflexion.

Cette opération a été critiquée par Fraenkel (1), qui lui a reproché d'attirer si fortement le col en avant par l'effet de la

(1) *Deutsche medic. Woch.*, 1888, n°ˢ 45 et 46.

cicatrice, que le corps de l'utérus a une tendance à retomber en arrière, et, de fait, les six cas opérés par Poltzer (1) ne furent pas heureux. Cependant, Schmidt (de Cologne) (2) imita avec succès la conduite de von Rabenau.

2° *Procédé de Schücking.* — En 1888, parut le procédé de Schücking (3), qui porte en Allemagne le nom de *Vaginale Ligatur*.

Il consiste à fixer le fond de l'utérus à la paroi vaginale, au moyen d'un fil, sans ouvrir le cul-de-sac vaginal antérieur. Schücking renonce ainsi à la sage conduite de von Rabenau, qui ne passait ses fils à travers l'utérus et le vagin qu'après avoir

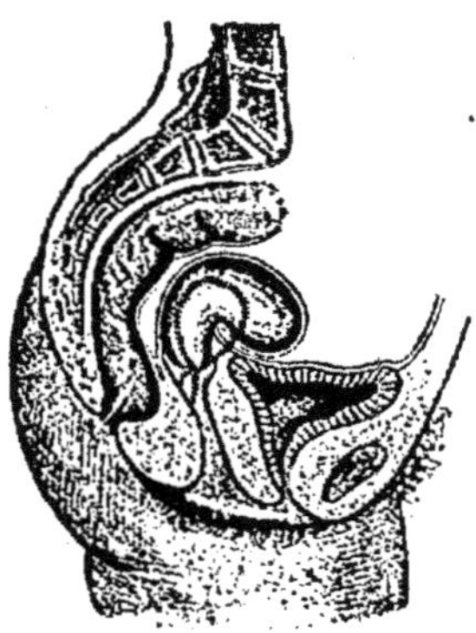

Fig. 1. — Procédé de Schöcking.

bien décollé la vessie du col utérin. Il fait au contraire une opération aveugle, ainsi qu'on va en juger.

(1) Poltzer. *Berlin. klinisch Wochenschrift*, 1886.

(2) Schmidt. *Centralbl. für Gyn.*, 1888, p. 685.

(3) Schücking. *Centralbl. für Gyn.*, p. 181 et p. 682.

Après évacuation de la vessie, réduction de l'utérus et son maintien par une forte sonde utérine, abaissement énergique du col au moyen d'une pince de Museux ; on introduit jusqu'au fond de l'utérus un porte-aiguille spécial muni d'un fil de soie bouillie dans la solution phéniquée à 5 0/0. L'aiguille est pour le moment cachée dans sa gaîne et ne sortira que lorsque le fond de l'utérus sera amené en contact avec la paroi vaginale antérieure et que le doigt introduit dans le vagin, sentira cette aiguille, à travers l'épaisseur des parois utérines et vaginales.

Alors un aide, au moyen d'une sonde, refoulera la vessie vers la gauche. On a, en effet, cherché à placer à droite le fond de l'utérus ; puis l'opérateur pousse lentement l'aiguille de l'instrument en avant, jusqu'à ce qu'elle soit sentie par l'index gauche ; on saisit à ce moment, avec un crochet, le fil qui parait dans le vagin ; on retire l'aiguille et on prend l'autre bout du fil qui pend à travers l'orifice cervical. On noue les deux chefs par un nœud de chirurgien, et l'utérus est fixé en antéversion. Un aide est, il est vrai, chargé d'éloigner la vessie du fond de l'utérus, pendant le passage de l'aiguille ; mais il ne réussit pas toujours à protéger cet organe, et, après l'opération, les malades ont quelquefois des urines sanglantes (*Fig.* 1).

a) *Modification de Zweifel.* — Aussi Schücking s'empressa-t-il d'adopter la modification proposée à son procédé par Zweifel (1), et qui consiste à inciser transversalement, au thermocautère, le cul-de-sac vaginal antérieur, ce qui permet de repousser en haut la vessie et de ne pas la blesser.

En plus de cette modification, Zweifel en apporta une autre :

(1) *Centralbl. für Gyn.*, 1890, p. 689.

L'utérus est, comme précédemment, mis en antéversion; son fond est amené dans la plaie vaginale; on introduit dans sa cavité l'aiguille courbe de Schücking, armée d'un fil, et on lui fait traverser la paroi utérine et la lèvre antérieure de l'incision vaginale ; mais le fil qu'elle porte sert à entraîner un fil double en soie, plus résistant, et dont une des extrémités pend dans le vagin et l'autre par l'orifice du museau de tanche. Le chef cervical est fixé sur le col à l'aide d'une petite plaque de plomb et d'un grain de plomb perforé. En tirant sur le chef vaginal, on amène l'utérus en antéversion et on fixe ce chef de la même façon, au moyen d'une plaque de plomb et d'un grain de plomb perforé. Le vagin est ensuite suturé et le fil fixateur laissé six semaines en place.

Ce procédé est donc supérieur à celui de Schücking. Diverses modifications ont été encore apportées à la méthode de Schücking qui a eu beaucoup de succès en Allemagne.

b) Modifications diverses. — 1° Thiem (1) passe d'abord l'aiguille non enfilée à travers la paroi utérine et le cul-de-sac vaginal. L'aiguille est alors enfilée ; un des chefs du fil est maintenu dans le vagin pendant qu'on retire l'aiguille qui entraîne dans l'utérus, puis, à travers le col, l'autre chef. Les deux chefs sont alors noués par un nœud de chirurgien.

2° Törngren (2), en 1891, inventa pour le passage des fils un manuel opératoire spécial. Il introduit dans l'utérus un cathéter cannelé et contre ce cathéter viendra butter une aiguille dont la pointe se cachera dans la rainure de l'instrument. Cette aiguille (*Fig.* 2), introduite par le vagin, traverse

(1) Thiem. *Frauenarzt*, Berlin, 1889, p. 657.
(2) *Arch. de Tocologie et de Gynécologie*, 1891, p. 689.

le cul-de-sac vaginal antérieur et la paroi utérine. Alors, lorsque les deux instruments sont arrivés au contact l'un de

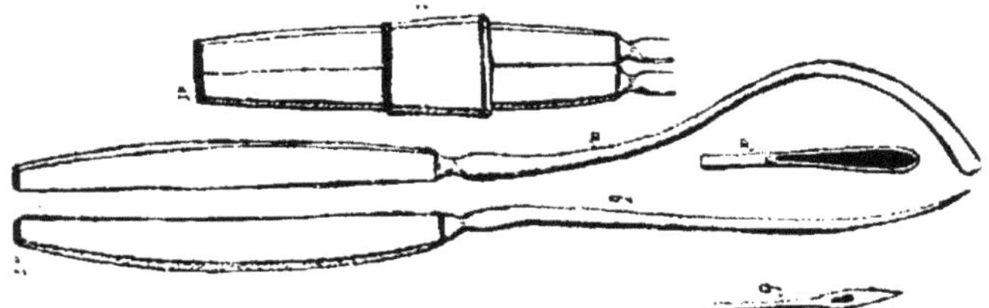

Fig. 2. — Sonde et aiguilles destinées à l'hystéropexie vaginale par le procédé de Törngren. — *Légende* : *a*, cathéter cannelé de Törngren ; *a'*, cannelure du cathéter ; *b*, aiguille de Törngren ; *b'*, pointe de cette aiguille ; *c*, manche des deux instruments, accolés dans une douille glissante.

l'autre (*Fig.* 3), leurs manches sont unis par une douille spéciale qui les tient étroitement et dans laquelle ils glissent.

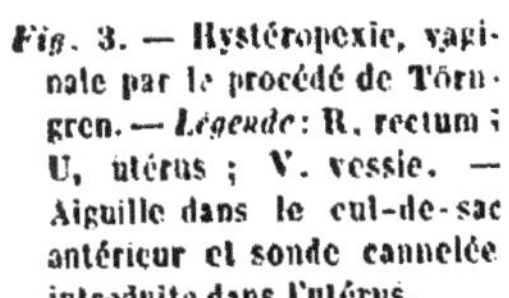

Fig. 3. — Hystéropexie, vaginale par le procédé de Törngren. — *Légende* : R, rectum ; U, utérus ; V, vessie. — Aiguille dans le cul-de-sac antérieur et sonde cannelée introduite dans l'utérus.

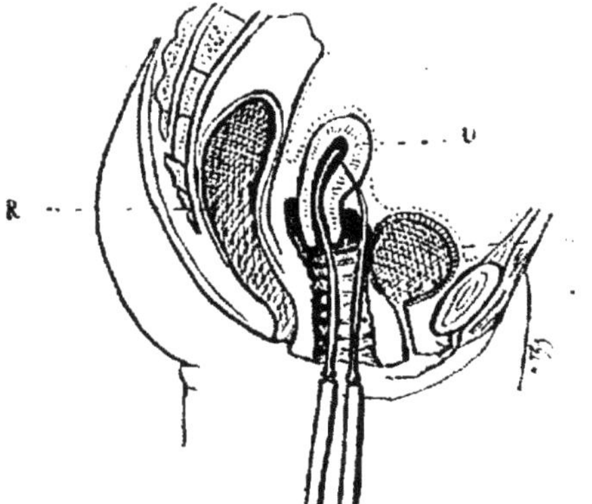

Ces instruments n'en font plus qu'un dans la main de l'opérateur et celui-ci, les soulevant contre le pubis, ainsi que l'indique la figure 3, arrive à faire sortir par le museau de tanche l'aiguille armée du fil (*Fig.* 4). Les deux extrémités du fil sont alors nouées l'une à l'autre et l'utérus est ainsi fixé en antéversion (*Fig. 5*). Ce procédé, comme le précédent, en négligeant d'ouvrir le cul-de-sac vaginal et d'isoler la

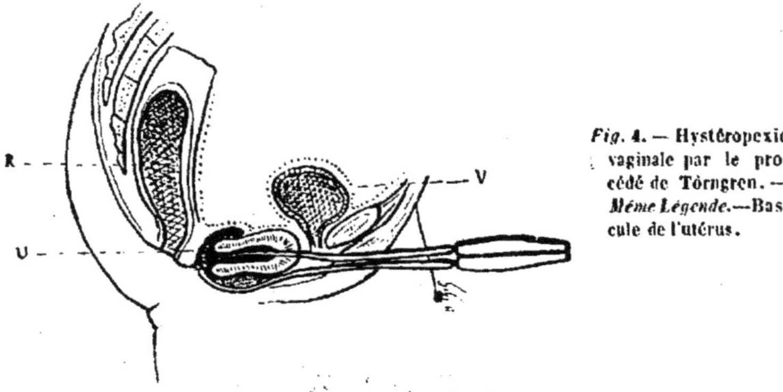

Fig. 4. — Hystéropexie vaginale par le procédé de Törngren. — *Même Légende.* — Bascule de l'utérus.

veine, peut blesser cette dernière et est inférieur au procédé de Zweifel.

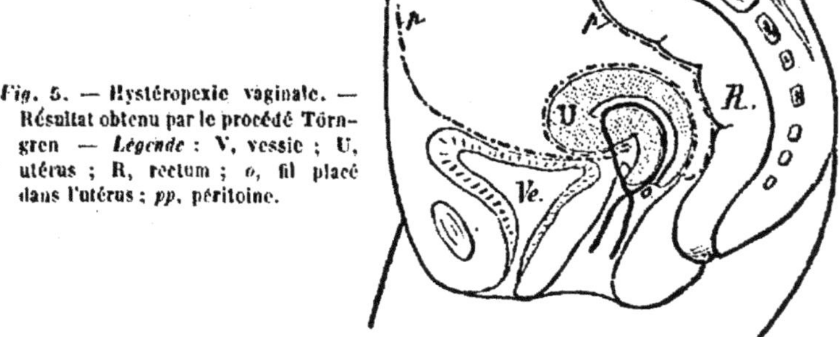

Fig. 5. — Hystéropexie vaginale. — Résultat obtenu par le procédé Törngren — *Légende* : V, vessie ; U, utérus ; R, rectum ; *o*, fil placé dans l'utérus ; *pp*, péritoine.

3° *Procédé de Sänger.* — Sänger (1), en 1888, après avoir critiqué les procédés opératoires employés contre les rétro-

(1) *Centralbl. für Gyn.*, 1888, p. 17 et 34.

déviations, propose théoriquement un procédé qu'il ne pratiquera qu'en 1890. Avec ce procédé, reparaît l'incision du cul-de-sac vaginal antérieur, qui permet d'opérer avec sécurité, suivie de celle du cul-de-sac péritonéal vésico-utérin, qui permet de faire une opération complète, car on peut détruire ainsi quelques petites adhérences intra-péritonéales qui n'avaient pas été soupçonnées au moment du diagnostic, et qui exercent une tendance fâcheuse dans la reproduction de la rétro-déviation.

Ce procédé a été ensuite repris par Mackenrodt et Dührssen, et peut être considéré comme la source d'où sont dérivés tous les procédés de vagino-fixation actuellement employés.

Voici en quoi consiste son procédé.

On incise transversalement le cul-de-sac antérieur et le cul-de-sac péritonéal vésico-utérin. Dans l'utérus préalablement dilaté par des laminaires, on introduit le doigt et on l'amène en antéversion dans la plaie. Il est alors fixé par des fils d'argent aux lèvres de l'incision vaginale et la plaie transversale est suturée longitudinalement, ce qui allonge la paroi vaginale et contribue, dans l'idée de l'auteur, à repousser le col dans sa situation normale.

Mais, en 1891 (1), il complète cette opération par une autre qui a pour but de fixer solidement le col à la paroi vaginale postérieure.

Cette seconde opération est désignée sous le nom de *trachélopexie postérieure* ou *rétro-fixation du col*.

Pour l'exécution, il fait écarter les parois vaginales par une valve demi-circulaire, courte et étroite; la lèvre postérieure du

(1) *Centralbl. für Gyn.*, 1892, p. 1.

col est saisie avec une pince tire-balles, qui est confiée à un aide, et celui-ci tire fortement l'utérus en bas et en avant, et le maintient dans cette position.

L'opérateur cherche alors à se rendre compte, avec un doigt introduit dans le rectum, de la situation des ligaments de Douglas qu'il se propose de comprendre dans l'anse de son fil. Puis, à l'aide d'un porte-aiguille spécial, il passe, avec une forte aiguille courbe, un gros fil de soie qui traverse le col à un centimètre et demi en dehors de la pince tire-balles, atteint les ligaments utéro-sacrés par leur face externe, puis passe par dessus et en dedans de ces ligaments, croise la face antérieure du rectum et ressort enfin à travers la paroi vaginale postérieure, à un centimètre et demi au-dessous du point d'entrée. Un fil analogue est placé systématiquement de l'autre côté de la pince; enfin les deux fils sont noués. Le placement de ces fils est rendu facile en dirigeant l'aiguille avec un doigt introduit dans le rectum. Ces fils de soie restent six semaines en place. Quand on les retire, ils sont remplacés par de solides cicatrices.

Il peut arriver au début de l'opération que les ligaments de Douglas ne soient pas sentis avec le doigt rectal; on établit néanmoins leur situation d'après la hauteur du col et l'angle de flexion de l'utérus.

Ce procédé complexe de vagino-fixation comprenant 2 opérations distinctes, n'a pas donné à Sänger des résultats bien remarquables. Sur 6 cas opérés par lui, il a eu 3 insuccès. D'ailleurs, cette rétro-fixation nous semble plutôt inutile. Nous montrerons qu'on peut avoir d'excellents résultats opératoires sans y recourir.

En effet, Dührssen et Mackenrodt, dont nous allons maintenant décrire les procédés, ont obtenu, par la seule vagino-fixation bien exécutée, des résultats très favorables.

4° *Procédé de Dührssen.* — Le procédé de Dührssen (1), antérieur à celui de Mackenrodt, s'exécutait primitivement de la façon suivante.

Les organes génitaux externes et le vagin sont complètement désinfectés; l'utérus est curetté et nettoyé par une injection prolongée. La vessie est évacuée et refoulée en haut et en avant, au moyen d'un cathéter. Le col est attiré jusqu'à la vulve par un aide, pendant que l'opérateur fait une incision transversale d'un centimètre de largeur, au niveau de l'insertion vaginale antérieure du col. On saisit avec une pince la lèvre supérieure de l'incision et on l'attire fortement en haut; puis l'incision transversale est agrandie avec des ciseaux, d'un centimètre de chaque côté. Le doigt introduit dans la plaie, décolle facilement la vessie de l'utérus (*Fig. 6*). Pendant ce temps, un hystéromètre courbe, introduit dans l'utérus, est confié à un aide qui repousse le fond de l'organe vers le doigt de l'opérateur. Ce dernier passe alors transversalement, dans la paroi antérieure de l'utérus, un fil de soie dont les deux chefs sont noués sans être serrés. Ce fil, confié à l'aide, servira à abaisser l'utérus, et les pinces placées sur le col sont enlevées. Le chirurgien place de plus en plus haut un deuxième, un troisième, un quatrième fil abaisseur ayant la même diposition et le même rôle que le premier. Le dernier est placé aussi haut que possible et passe habituellement au niveau du fond de l'utérus. Le fond étant

(1) *Ueber Vaginofixatio uteri. Zeitschr. f. Geb und Gyn.*, 1892, Bd XXIV, p. 368; et *Centralbl. für Gyn.*, 1893, N° 30, p. 361.

ainsi amené en avant, le moment est venu de placer les fils fixateurs. Ils sont au nombre de trois. Leur disposition est la suivante (*Fig. 7*). Ils entrent à la face postérieure du lambeau vaginal supérieur, tout près de l'incision, se dirigent vertica-

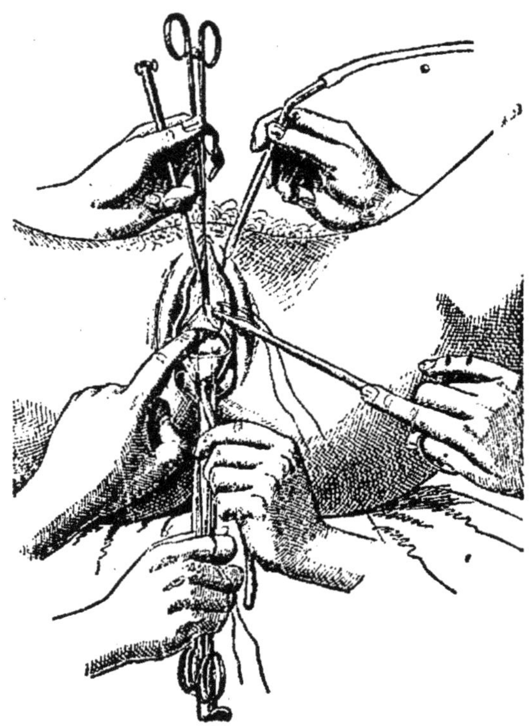

Fig. 6. — Procédé de Dührssen. — Décollement de la vessie du col utérin.

lement en haut, traversent toute la paroi vaginale, à l'exception de la muqueuse, et vont ressortir un peu plus haut ; enfin, ils traversent la paroi utérine antérieure, au niveau du fond ; ce sont donc des fils à direction longitudinale antéro-postérieure; de plus, ce sont des fils perdus, car ils sont dans l'intérieur du décollement et, une fois noués, ils ne sont plus visibles à l'extérieur; ces fils noués (*Fig. 8*), on enlève les fils abaisseurs, devenus inutiles, et on

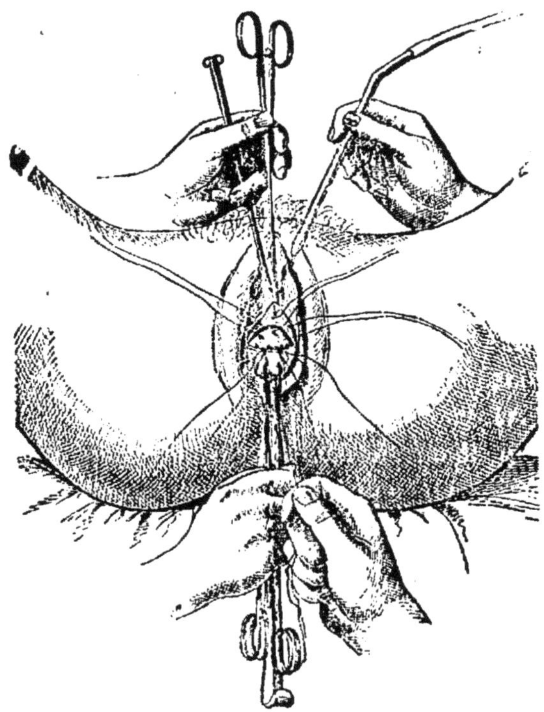

Fig. 7. — Procédé de Dührssen. — Placement des fils sur le col.

coupe les sutures au ras. On ferme la plaie vaginale avec une suture continue au catgut ; on enlève l'hystéromètre; on fait un lavage intra-utérin suivi d'un tamponnement à la gaze iodoformée. Toute l'opération dure environ dix minutes.

La malade garde le lit pendant 8 jours et ne doit pas travailler pendant un certain temps.

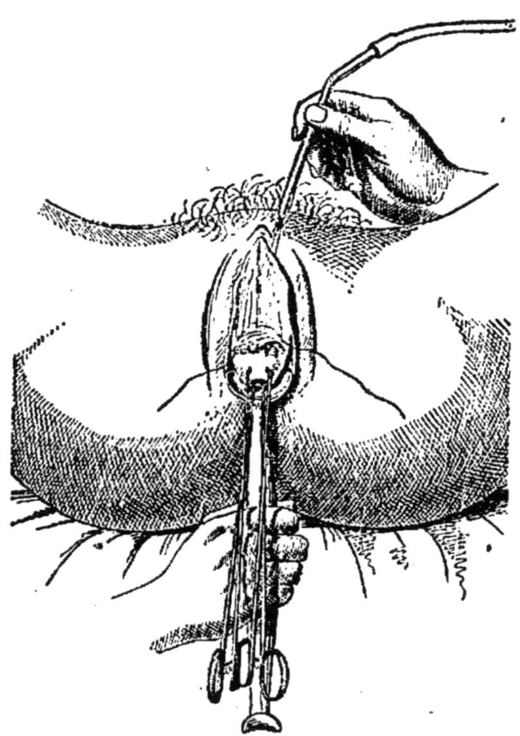

Fig. 8. — Procédé de Duhrssen. — Fils noués.

L'auteur appliqua d'abord la méthode que nous venons de décrire aux rétroflexions mobiles; mais plus tard (1), voulant s'attaquer au cas de rétroflexion fixée, il ouvre de parti pris le péritoine, qu'il se contentait auparavant de repousser avec

(1) *Annales de Gynécol. et d'Obstet.*, 1899, n° de janvier LI.

le doigt, de manière à décoller le plus haut possible la vessie d'avec l'utérus.

L'incision faite au péritoine est sagittale; elle s'étend de l'extrémité supérieure de la portion sus-vaginale du col au sommet de la vessie. Elle permet d'explorer les faces et les côtés de l'utérus, de détacher de l'organe quelques petites adhérences qui, laissées en place, auraient une tendance fâcheuse sur la récidive. Elle est ensuite suturée isolément par un fil de catgut. Au lieu de 3 fils fixateurs il n'y en a plus qu'un seul : il traverse « la lèvre supérieure de l'incision vaginale, l'extrémité supérieure de l'ouverture péritonéale du repli vésico-utérin et la paroi antérieure de l'utérus au niveau de l'insertion des trompes ».

L'auteur insiste sur ce fait qu'il ne met plus qu'un seul fil de fixation qui passe un peu plus haut, à travers la face antérieure de l'utérus, que ceux qu'il mettait auparavant. Ce fil est, en effet, au niveau de l'insertion des trompes. De plus, il a une direction nettement transversale, tandis que les fils précédents avaient une direction longitudinale antéro-postérieure. Lorsque ce fil est serré, la paroi antérieure du corps de l'utérus s'adosse au péritoine de la paroi postérieure de la vessie, et, de cette façon « peut se produire au niveau du fil de fixation, une soudure séro-séreuse du péritoine de la paroi antérieure du corps de la matrice avec le péritoine qui tapisse la face postérieure de la vessie ».

L'utérus est donc maintenu en antéversion par une adhérence connective entre la paroi vaginale et le péritoine vésico-utérin, puis par des filaments étendus entre le péritoine de la face antérieure de l'utérus et le péritoine de la face postérieure de la vessie, filaments qui s'allongeraient pendant la grossesse et donneraient à l'utérus la mobilité nécessaire à son développement. Après l'accouchement, ces filaments entreraient en régression comme le péritoine péri-utérin, et fixeraient à nouveau l'utérus, empêchant toute récidive de se produire. Et, de fait, les dernières statistiques publiées par Dührssen montrent la justesse de ses considérations et l'excellence du procédé.

5° *Procédé de Mackenrodt.* — La méthode de Mackenrodt (1), parue la même année que celle que nous venons de décrire, c'est-à-dire en 1892, a subi, elle aussi, de grandes modifications. Elle diffère de celle de Dührssen par le sens de l'incision vaginale, qui est ici sagittale tandis que là elle était transversale, et cette incision, en même temps qu'elle constitue une des originalités de la méthode, n'est pas un de ses moindres mérites, car elle donne autant de jour, sinon plus, que l'incision transversale, et permet de cheminer le long de l'utérus aussi loin qu'on le désire.

Mackenrodt commence par curetter l'utérus et amputer le col s'il est nécessaire, puis il passe à l'hystéropexie. Deux valves latérales sont placées dans le vagin, pour donner du jour et déplisser la muqueuse vaginale du cul-de-sac antérieur; 2 pinces de Museux placées sur la lèvre antérieure du col, abaissent l'utérus le plus possible. La muqueuse vaginale est saisie par une autre pince, au niveau de la colonne antérieure du vagin, à un centimètre en arrière du tubercule sous-uréthral, et la pince fortement tirée en haut, tend cette

(1) *Deutsche médic. Woch.*, 1892, 2 juin, p. 491. — *Centralbl. für Gyn.*, n° 25, p. 479.

muqueuse, tandis qu'en abaissant le col, on tend la muqueuse à l'autre extrémité. On fait alors une première incision transversale légèrement courbe, allant d'un côté à l'autre du col et empiétant sur le tissu utérin. Sur celle-ci on en fait tomber une autre, droite, médiane, longitudinale, commençant à un centimètre en arrière du tubercule sous-uréthral et se terminant sur la précédente. Les 2 lèvres de cette incision sont disséquées à droite et à gauche et la vessie apparait dans la plaie. Pour décoller la vessie, on la remplit d'eau, puis on la saisit avec une petite pince, au-dessus de la portion sus-vaginale du col, et on incise le septum vésico-vaginal aussi largement que possible, afin de pouvoir ultérieurement attirer facilement l'utérus dans l'ouverture. On décolle la vessie de la face antérieure de l'utérus jusqu'au cul-de-sac péritonéal, puis on la décolle du feuillet antérieur du cul-de-sac vésico-utérin. Ce décollement fait, on vide la vessie et on décolle avec le doigt le péritoine de la face antérieure de l'utérus. On procède alors à la fixation de l'utérus. Pour cela, l'utérus est poussé aussi en avant que possible, par l'intermédiaire d'un hystéromètre introduit dans sa cavité, et il est fixé ensuite par quelques fils de soie, un peu au-dessus de la partie supérieure du col, aux deux lambeaux vaginaux. Ces fils étant noués, les deux lambeaux vaginaux qui étaient séparés de la vessie, sont ramenés dans leur situation primitive ; on ferme ensuite le reste de la plaie par quelques points de suture. L'utérus est alors placé en avant ; trois ou quatre semaines après on enlève les fils.

Telle est l'opération type, mais elle peut être modifiée suivant les exigences de chaque cas. Si le cul-de-sac vaginal est raccourci, on commence l'opération par une colporrhaphie à forme rectangulaire; le lambeau disséqué est enlevé; on pratique l'opération comme dans le cas précédent et on termine par une suture longitudinale des bords du lambeau, ce qui allonge le cul-de-sac antérieur. S'il y a, au contraire, une cystocèle, on fait la colporraphie simple.

a). *Modification de Winter*. — Winter (1) employa le procédé que nous venons de décrire, dans 14 cas; dans tous ces cas, la récidive est survenue dans un laps de temps variant d'un mois à deux mois et demi, et il attribue ses échecs à la grande laxité de la paroi vaginale qui ne peut, par conséquent, servir de point d'appui à l'utérus et à la fixation trop basse de l'utérus, qu'il faisait, selon Mackenrodt, au niveau de l'orifice interne.

Aussi il propose les modifications suivantes.

Commencer l'opération par une large colporraphie, ce qui donnera de la fixité à la paroi vaginale ; placer les fils fixateurs le plus près possible du fond de l'utérus, d'une part, et d'autre part, le plus près possible de l'orifice de l'urèthre. Employer des fils fixateurs qu'on laissera à demeure, en ayant soin de les placer dans l'épaisseur de la paroi vaginale.

Il appliqua ces modifications opératoires dans deux cas, avec des résultats satisfaisants.

Mackenrodt (2) répondit aux critiques de Winter en publiant de nouveau son procédé, sa première description étant erronée et incomplete.

(1) *Centralbl. für Gyn.*, 1893, n° 27, p. 625.
(2) *Centralbl. für Gyn.*, 1893, n° 29, p. 665.

b) Modification de Mackenrodt. — Dans cette nouvelle publication il apporta quelques changements à son premier procédé. Il supprime la partie transversale de son incision. Il fixe l'utérus, non pas comme le croyait Winter, au niveau de l'orifice interne du col, mais de un centimètre et demi à trois centimètres au-dessus de cet orifice (1). Convaincu, de plus, que les récidives étaient dues à la persistance du cul-de-sac vésico-utérin, il fait de l'oblitération de ce cul-de-sac un temps spécial et important de l'opération. A cet effet, il passe transversalement, à travers le cul-de-sac, plusieurs fils de catgut destinés à accoler l'un à l'autre les feuillets antérieur et postérieur. La fixation utérine est ensuite pratiquée dans toute l'étendue de la face antérieure de l'utérus, depuis le col jusqu'au fond. Appliquant ce procédé aux rétroflexions mobiles, il n'ouvre pas le cul-de-sac vésico-utérin, ce qui laisse à l'organe une certaine mobilité, lui permettant de se développer facilement pendant la grossesse.

Mais, à la suite des remarques de Küstner et Fritsch (2), d'une part, Wertheim et Schauta (3), d'autre part, qui proposent comme une règle absolue l'ouverture du péritoine, l'auteur (4) accepte cette modification, ce qui lui permet d'opérer des cas de rétroflexion fixée. Il ouvre largement le péritoine sur un pli transversal; par cette fente il amène l'utérus, au moyen de pinces à griffes, et poursuit la réduction jusqu'à ce que le fond de l'organe passe au travers de la brèche péritonéale et

(1) *Berlin. klin. Woch.*, 1894, p. 718.
(2) *Deutsche medic. Woch.*, 1894.
(3) *Naturforscher Ver. zu Wien*, 1894.
(4) *Monatschr. f. Geb und Gyn.*, 1895, p. 96.

arrive à la vulve (1). Il semble, pendant cette manœuvre, que l'organe « se met pour ainsi dire à la fenêtre ». Cela fait, le péritoine est cousu au fond de la matrice, de façon à clore la cavité abdominale. Puis la fixation se fait en plaçant une soie résistante le plus haut possible près du fond de l'organe; le fil est passé à travers les bords de la plaie vaginale, de façon à la fermer en l'accolant à l'organe. Le premier fil placé est noué ; on en met un second, et ainsi de suite, en se rapprochant du col. Quand la plaie vaginale est bien complètement suturée, l'opération est terminée. Le vagin est tamponné et la malade garde quinze jours le lit.

Mackenrodt, qui fixait d'abord l'utérus un peu au dessus de l'orifice interne du col et sans ouvrir le péritoine, ouvre maintenant, dans tous les cas d'hystéropexie, le péritoine et fixe l'utérus au niveau du fond. Il passe ensuite plusieurs fils à travers la face antérieure, en se rapprochant du col. De la sorte, l'organe est complètement fixé à la paroi vaginale par une cicatrice solide et résistante; il est en antéflexion forcée, ce qui infléchit les trompes en arrière et les applique à l'état de tension sur sa face postérieure. Dans ces conditions, l'éventualité d'une grossesse est chose problématique, et il est à craindre que l'utérus ne soit gêné dans son développement pendant la grossesse et que des accidents de dystocie plus ou moins graves puissent se produire. Cette méthode n'est donc pas supérieure à la première.

c) *Modification de Steinbüchel.* — Steinbüchel (2) modifia quelque peu le procédé primitif de Mackenrodt : il n'ouvre

(1) Fraisse. *Gazette de Gynécologie*, 1896, p. 73.
(2) *Centralbl. für Gyn.*, 1893, p. 713.

pas le péritoine, mais le décolle de l'utérus aussi haut que possible, afin d'accoler au vagin l'utérus cruenté et non l'utérus recouvert de séreuse.

d) *Modification d'Orthmann.* — Orthmann (1) remplaça l'hystéromètre courbe, dont se servait Mackenrodt pour amener l'utérus en antéversion, par une pince spéciale très ingénieuse, qu'il désigne sous le nom de *pince-hystéromètre*. Une des branches de la pince se termine par deux griffes

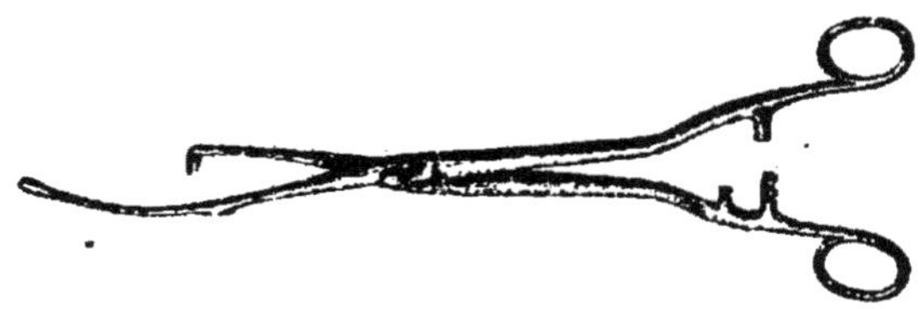

Fig. 9. — Pince-hystéromètre d'Orthmann.

comme une pince de Museux, l'autre, par un hystéromètre mousse et très coudé (*Fig.* 9). Celle-ci est destinée à être introduite dans l'utérus, celle-là, à maintenir le col. L'utérus ainsi saisi, ne peut déraper et est fortement maintenu en antéversion.

6° *Procédé de Braithwaite.* — Braithwaite (2) imagina, en 1892, un procédé spécial. Il commence par inciser le cul-de-sac vaginal antérieur, décolle l'utérus de la vessie, près du péritoine, autant que possible. L'utérus est ramené en antéversion, par le doigt introduit dans sa cavité préalablement

(1) *Centralbl. für Gyn.*, 1893, p. 1038.
(2) *American Journal of Obstetrics*, 1892, n° d'avril.

dilatée. On passe ensuite un gros fil de soie, transversalement dans le fond de l'utérus, et à travers le péritoine décollé, mais resté adhérent au milieu de la face antérieure de l'utérus. Les deux chefs de ce fil sont ensuite passés à travers la lèvre antérieure du col et noués vigoureusement, de façon à amener une antéflexion de l'organe. Le cul-de-sac vaginal est ensuite suturé au catgut par-dessus le fil de soie. On fait un tamponnement à la gaze iodoformée, qu'on enlève au 3me jour et qu'on remplace par un pessaire de Hodge.

Cette opération fut faite une seule fois, pour une rétroflexion ayant résisté au pessaire. Il est difficile de la juger.

7° *Procédé Pichevin-Le Dentu.* — Le 30 janvier 1894 (1),

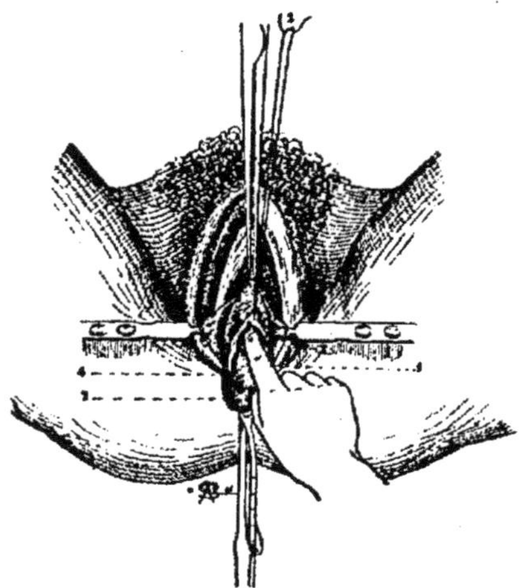

Fig. 10. — Procédé de Pichevin-Le Dentu.— *Légende*: 1, l'index décolle la vessie et chemine dans le tissu cellulaire qui se trouve à ce niveau; 2, le fil placé à la partie inférieure du tissu cellulaire vagino-vésico-utérin, tire la vessie par en haut et nous montre une petite portion de cet organe en rapport avec la face antérieure du col; 3, portion de ce col située au-dessous de l'incision, et mise à nu par le dédoublement de la cloison vésico-utérine.

MM. Le Dentu et Pichevin (2) exécutèrent une opération de vagino-fixation utérine qui est une modification des procédés

(1) Arrizabalaga. — Thèse, Paris, mai 1894.
(2) Pichevin et Arrizabalaga. *Gazette médicale de Paris*, 1895, p. 217.

de Dührssen et Mackenrodt. Après un examen et une critique sévères des procédés de vagino-fixation employés en Allemagne, et spécialement des procédés des deux auteurs précités, après des expériences faites sur le cadavre, ils choisirent le procédé suivant.

La malade, après chloroformisation, est placée dans la position de la taille ; on fait l'antisepsie soignée des organes génitaux externes et du vagin, et on pratique le curettage utérin, pour être sûr de l'asepsie de la cavité utérine.

On fixe ensuite la muqueuse vaginale avec une pince tire-balles placée un peu au-dessous du tubercule de la colonne antérieure du vagin ; on place ensuite la pince hystéromètre déjà employée par Orthmann, mais perfectionnée, et ses dents mordent les lèvres du col. L'incision faite sur le milieu de la paroi antérieure du vagin, part du tubercule de la colonne antérieure et aboutit au col. La paroi vaginale est seule intéressée. Les deux lambeaux vaginaux sont décollés à droite et à gauche de la paroi vésicale ; ils sont ensuite écartés ; puis on détache avec beaucoup de précaution la vessie du col utérin. La pince hystéromètre, qui donne de la rigidité à la paroi utérine, facilite beaucoup ce décollement qui est continué jusqu'à ce qu'on approche du fond de l'utérus. La pince hystéromètre est alors retirée, mais auparavant on a passé sur la ligne médiane, le plus haut possible et de haut en bas, un fil de soie qui est tiré fortement en bas et en avant. Ce fil sert à abaisser l'utérus ; il a donc une direction longitudinale antéro-postérieure (*Fig.* 10). A mesure que le décollement du tissu péri-utérin se continue, on passe plus haut un deuxième fil abaisseur, dans des conditions identiques au premier ; il est tiré ainsi en bas et en avant. On aperçoit bientôt le péritoine ; on peut le refouler sur une hauteur variable, de même qu'on peut l'ouvrir très rapidement, ce qui permet de bien voir ce que l'on fait et d'éviter à coup sûr une anse intestinale.

On procède alors à la fixation de l'utérus. La vessie est repoussée par une valve et l'utérus est bien visible, grâce aux tractions exercées par les fils. Un premier fil est introduit dans la paroi vaginale, le plus près possible de l'angle antérieur de l'incision et à un centimètre en dehors ; de là il pénètre dans le tissu utérin le plus près possible du fond, chemine transversalement dans une étendue de quinze millimètres ; enfin, traverse de nouveau la paroi vaginale, de la profondeur vers la surface du col, encore à un centimètre de l'incision.

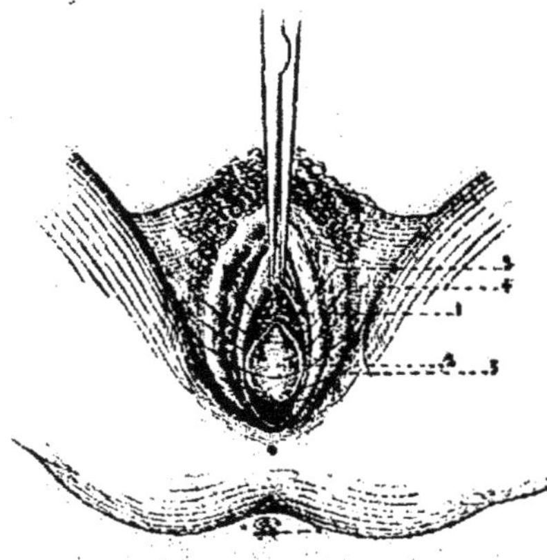

Fig. 11. — Procédé de Pichevin-Le Dentu. — *Légende :* 1, premier point de suture réunissant la partie supérieure de l'incision médiane vaginale ; 2, face antérieure de l'utérus ; 3, premier point de suture vagino-utérin (fil fixateur) ; 4, fil superficiel passant d'une paroi vaginale à l'autre sans pénétrer dans l'utérus ; 5, autre fil profond ou fixateur vagino-utérin.

Deux ou trois fils sont placés de la même façon (*Fig.* *11*). Si une colporraphie est nécessaire, on résèque un lambeau vaginal plus large à sa partie moyenne qu'à ses extrémités.

L'opération de MM. Le Dentu et Pichevin a été faite deux fois avec succès, ainsi qu'il est mentionné dans la thèse de M. Arrizabalaga (Mai 1894).

8° *Procédés divers.* — I. Knorre (1) adopte le procédé de Mackenrodt, mais fait l'incision en T renversé ⊥, et fixe l'utérus aussi haut que possible au vagin. Le dernier fil doit au moins remonter à deux centimètres au-dessus de l'orifice interne. Enfin, pour allonger le vagin, il réunit l'incision en ⊥ sur une seule ligne longitudinale.

C'est là le procédé qu'il employait en 1896, ayant renoncé au procédé primitif de Mackenrodt qui, fixant l'utérus trop bas, lui donna de nombreux insuccès. Il renonça également au procédé d'Otto Küstner (de Breslau), qui fixe l'utérus par deux crins de Florence placés dans la moitié inférieure du corps de cet organe, après incision sagittale de la paroi vaginale antérieure et ouverture du cul-de-sac péritonéal vésico-utérin. Ce procédé, qui donne de nombreuses récidives, permet néanmoins à la grossesse et à l'accouchement d'évoluer normalement.

II. Bovee (2) préconise l'opération de Mackenrodt, avec quelques modifications. Il fait tendre avec des pinces la paroi vaginale antérieure et pratique à partir du col une incision de deux à trois centimètres de longueur; une seconde incision de même longueur croise la première en T, à sa partie postérieure. Les lambeaux disséqués, la vessie est portée en haut et en avant et trois fils sont passés à travers le corps de l'utérus, le tissu cellulaire sous-vésical et les lambeaux vaginaux. Pour serrer les sutures, on refoule, s'il est nécessaire, le col utérin en arrière et on serre les sutures. L'auteur n'ouvre pas le péritoine et fait nécessairement une opération incomplète.

(1) *Centralbl. für Gyn.*, 1893, p. 1177.
(2) *Virginia M. Month.*, Richmond, 1895-6, XXII, 1262-1266.

Kholmogoroff (1) se déclare très partisan de la vagino-fixation et emploie la méthode de Mackenrodt sans y ajouter de modifications.

9° *Procédé de Wertheim.* — Wertheim (2) a opéré 7 cas d'après le procédé suivant qui lui a donné 7 récidives. Il incise longitudinalement la paroi vaginale antérieure jusqu'au col. La vessie est détachée et repoussée en haut, puis il enfonce plusieurs aiguilles dans la paroi antérieure de l'utérus, aussi haut que possible, en saisissant en même temps les lèvres de la plaie vaginale. Enfin, il suture l'incision vaginale.

Dans ses autres opérations il s'est proposé de comprendre le fond même de l'utérus dans la suture. Il ouvre ensuite le cul-de-sac péritonéal vésico-utérin, ce qu'il considère comme absolument nécessaire et sans danger (3). Avec ce nouveau procédé, sur 10 cas il a eu 10 succès.

Mais les troubles de la grossesse occasionnés par la ventro ou la vagino-fixation de l'utérus, ont engagé Wertheim à fixer au vagin non le corps utérin, mais les ligaments ronds. Il fait une hystéropexie indirecte (4). La malade est placée dans la position de la taille, les cuisses fortement soulevées. Le col est saisi par une pince et vigoureusement abaissé. Une incision en Ω est faite dans le cul-de-sac antérieur, en empiétant de chaque côté dans les culs-de-sac latéraux. La vessie et les uretères sont décollés, avec le doigt, du col utérin, puis on ouvre transversalement la séreuse dans la plus grande étendue pos-

(1) *Vrach.*, Saint-Pétersb., 1897, XVIII, 42-44.
(2) *Centralbl. für Gyn.*, 1895, n° 18, 466-472.
(3) *Centralbl. für Gyn.*, 1895, 466-472.
(4) *Centralbl. für Gyn.*, 1896, XX, 265-269.

sible. L'utérus est réduit au moyen des doigts; l'index gauche cherche à accrocher le fond de l'organe, pendant que l'index droit refoule en arrière le col utérin. Si on éprouve de la peine à faire basculer l'utérus en avant, on tâche d'accrocher un des ligaments utérins près de l'angle, avec l'aiguille de Deschamps. Le fond de l'utérus doit être amené dans la plaie vaginale. On recherche avec soin l'insertion du ligament rond sur l'utérus. On place un fil de soie au-dessous du ligament rond et en rasant l'angle utérin. Un fil semblable est placé sous le ligament rond du côté opposé. Ceci fait, le chef postérieur de chacun des fils sera passé à travers la paroi vaginale, dans l'angle d'incision. En serrant les fils, on amène donc le ligament rond et l'angle de l'utérus au contact du vagin. La plaie vaginale est suturée au catgut; on fait un tamponnement vaginal qu'on laisse deux jours en place.

Dans certains cas, Wertheim ne s'est pas contenté seulement de fixer les ligaments ronds, mais, comme l'incision péritonéale rend accessibles les ligaments ronds sur une étendue de 7 à 8 centimètres, il en a profité pour les raccourcir. Cette dernière opération ressemble singulièrement à l'Alexander, et l'auteur préfère à l'Alexander le raccourcissement des ligaments ronds par voie vaginale, pour les raisons suivantes. Pas de cicatrice extérieure; les ligaments ronds, à à leur naissance de l'utérus, sont des cordons bien nets, ordinairement faciles à trouver. A l'occasion, l'opération peut être employée pour les rétro-déviations fixées.

10° *Procédé de Jacobs* (1). — Jacobs (de Bruxelles) conseille le procédé suivant pour traiter la rétroversion utérine. Avec une pince, on attire le col au périnée, et sur la paroi antérieure de ce col, on pratique une incision curviligne à concavité supérieure. Cette incision donne un lambeau que l'on relève en haut. En décollant ce lambeau, on met à nu une certaine portion de la face antérieure du corps de l'utérus, sur laquelle on place des points de suture allant de la base de la surface cruentée du col à la limite du décollement supérieur. On serre ensuite ces points de suture, on fait basculer l'utérus, et, le lambeau décollé remis en place, on tamponne le cul-de-sac antérieur. Enfin, pour consolider encore la fixation, il pratique à la manière de Sänger la rétrofixation du col.

(1) *Bull. Soc. belge de Gyn. et d'Obst.* Brux., 1896, VIII, 34-37.

CHAPITRE II.

Manuel opératoire du procédé de Vagino-fixation de M. Richelot.

Des différents procédés de vagino-fixation utérine que nous avons exposés, deux surtout sont à retenir : ce sont ceux de Mackenrodt et de Dührssen. Ils sont, à l'heure actuelle, presque exclusivement employés, soit dans leur intégralité, soit plus ou moins modifiés suivant les idées des chirurgiens qui les emploient.

Ces deux auteurs ont reconnu la nécessité d'ouvrir le péritoine et de passer les fils fixateurs au niveau du fond de l'utérus. De la sorte on est assuré contre la récidive ; mais, si la femme opérée est en âge de concevoir, comment vont évoluer la grossesse et l'accouchement après une fixation ainsi faite ? C'est là une question qu'il ne faut pas négliger ; elle a certes son importance. Mais il est juste de reconnaître que les divers auteurs dont nous avons étudié les procédés ont tenu grand compte de cette question. Ils ont sans cesse amélioré leur technique pour arriver à la solution de ces deux problèmes : donner à l'utérus assez de fixité pour empêcher la récidive, et ne pas lui en donner trop, ce qui gênerait son développement, si l'opérée devenait plus tard enceinte.

Cependant, avant de déterminer le degré de fixité qui puisse satisfaire à cette double éventualité, il importe de rechercher s'il est indifférent ou non de fixer telle ou telle partie.

Aujourd'hui on peut répondre non. Il y a une partie qu'il ne faut pas fixer, et cette partie est le fond utérin. Notre Maître n'a cessé de nous répéter dans son service que, dans toute hystéropexie, il fallait absolument laisser le fond libre, que l'organe se développait par le fond pendant la période de la grossesse.

Et, pour donner une preuve de ce que nous avançons, nous dirons que Otto Küstner (1), publiant au Congrès de Genève, en 1896, la statistique des grossesses survenues à la suite des ventro-fixations faites par divers chirurgiens allemands, montrait que les *accidents de dystocie étaient plus fréquents* après les ventro-fixations faites par le procédé de Léopold qu'après celles faites par le procédé d'Olshausen.

Or, tandis que ce dernier chirurgien fixe la matrice par le péritoine qui en tapisse les bords, Léopold la fixe de la façon suivante. Il place un premier fil au niveau de l'insertion du ligament rond ; un second à un centimètre environ au-dessus du premier, au niveau des trompes, et un troisième en arrière de l'insertion des trompes, à un centimètre en arrière du second.

Il est donc nécessaire de ne pas passer de fil dans le fond de l'organe et, de la sorte, on aura bien des chances d'éviter les accidents de dystocie.

Si ensuite, on passe les fils assez haut au-dessus de l'orifice

(1) *Annales de Gynécologie et d'Obstétrique*, 1896.

interne du col, on évitera les récidives. Mackenrodt, au début, plaçait ses fils peu au-dessus de l'orifice interne et il a eu de nombreuses récidives. Winter, fixant l'utérus au niveau de l'orifice interne, n'a pas eu un seul succès. Telles sont les considérations qui ont guidé M. Richelot dans le choix de son procédé.

En décrivant ce dernier, nous dirons quelques mots de sa pratique chirurgicale.

La malade est purgée la veille de l'opération et prend un lavement le matin même. L'anesthésie est commencée d'abord avec le bromure d'éthyle, qui est versé goutte à goutte sur une compresse appliquée sur la bouche et le nez de la patiente. On en donne pendant quelques minutes seulement pour abolir la sensibilité de la muqueuse respiratoire supérieure, et éviter l'action irritante des vapeurs chloroformiques sur cette dernière. L'anesthésie est ensuite continuée avec le chloroforme, qui est versé sur une compresse, suivant les procédés habituels.

La malade est ensuite amenée à la salle d'opération, placée sur la table en position dorso-sacrée, les jambes fléchies sur les cuisses et les cuisses sur le bassin.

Cette position est maintenue à l'aide de deux montants métalliques terminés par un croissant sur lequel repose le talon. Les montants sont placés aux deux extrémités de la table dans deux ergots en fer qui leur permettent de se déplacer suivant la volonté de l'opérateur. Les jambes de la malade sont entourées d'alèzes chaudes pour éviter le refroidissement.

La vulve et le vagin sont de nouveau savonnés et brossés, passés au sublimé au 1/1000, puis à l'alcool et à l'éther.

Le *curettage* précède toujours l'hystéropexie vaginale.

La cavité utérine est dilatée au préalable par une tige de laminaire, retirée au moment même de l'opération; puis on y introduit une longue pince tenant entre ses mors un petit tampon trempé dans une solution de glycérine créosotée au 1/3, avec lequel on nettoie les parois de cette cavité. A ce tampon succède la curette, qui racle vigoureusement la muqueuse intra-utérine, et enfin on introduit de nouveau un petit tampon imbibé de glycérine créosotée. Si l'état du col l'exige, on pratique une amputation à la façon de Schröder.

Après ces opérations préliminaires, une abondante irrigation vaginale est faite avec du sublimé au 1/1000, et on peut pratiquer alors la vagino-fixation utérine.

Le chirurgien, déjà assis entre les jambes de la malade, conserve sa position. Les deux aides nécessaires se placent l'un

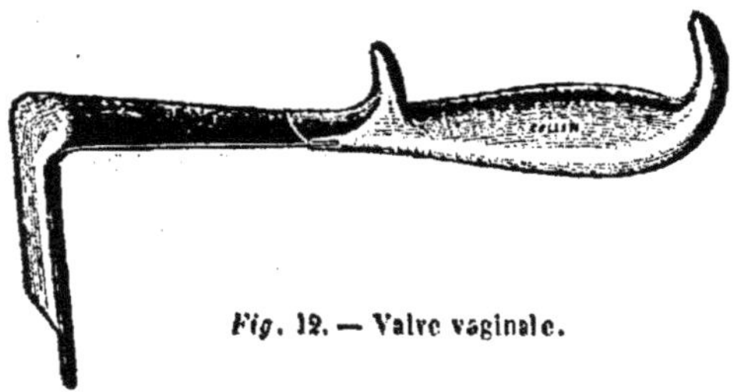

Fig. 12. — Valve vaginale.

à la gauche, l'autre à la droite de l'opérateur. L'aide de gauche est assis à côté de l'opérateur. Avec une valve (*Fig.* 12) il appuie sur la paroi vaginale postérieure, qu'il tâche d'écarter, et en même temps tire sur les pinces de Museux (*Fig.* 13), fixées au col, et cherche à l'amener à la vulve.

L'aide de droite, debout, le dos tourné à la malade, tient un écarteur placé sous la paroi vaginale antérieure. A portée, et près du chirurgien, sont trois plateaux. Dans l'un sont les *catguts*, avec une *aiguille courbe*, semblable à celle d'Emmet,

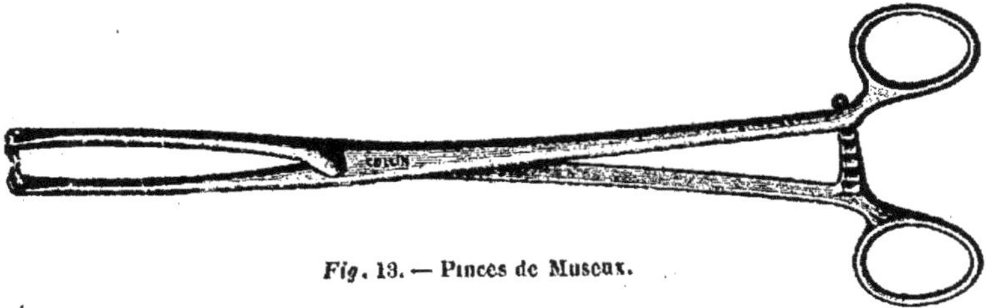

Fig. 13. — Pinces de Museux.

mais étant toutefois moins courbe que cette dernière. Dans l'autre sont placées des *éponges* fixées à de longues pinces et servant à l'hémostase. Dans le troisième sont les instruments nécessaires, consistant en un *bistouri*, une pince à disséquer, deux paires de ciseaux, une longue (*Fig.* 15), et une courte, douze pinces hémostatiques, trois pinces à traction (*Fig.* 14), et les écarteurs déjà tenus par les aides.

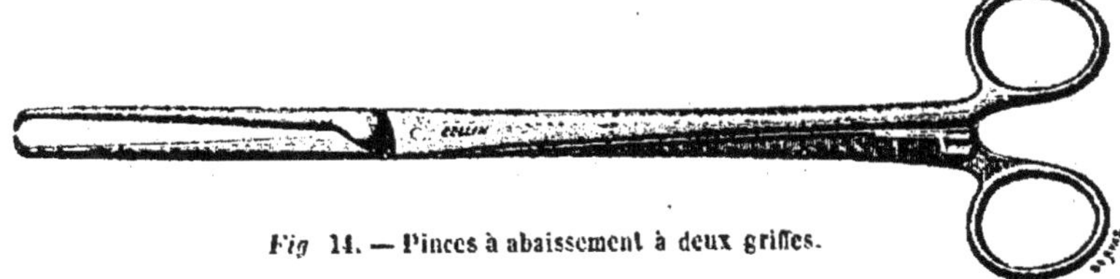

Fig 14. — Pinces à abaissement à deux griffes.

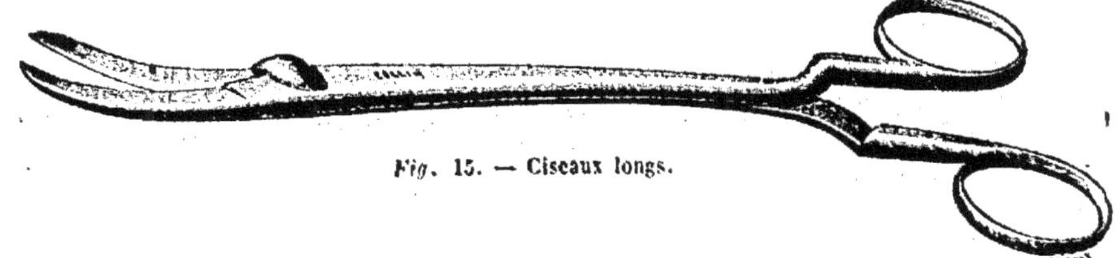

Fig. 15. — Ciseaux longs.

Tandis que les parois vaginales sont tenues écartées, le chirurgien incise transversalement le cul-de-sac antérieur du vagin et met le doigt dans la plaie. Il commande à l'aide de droite de retirer son écarteur, et décolle la vessie du col utérin; il s'achemine avec précaution vers le cul-de-sac péritonéal qui, à son tour, est largement ouvert avec les ciseaux. Le doigt explore le bassin ; il est promené à la surface de l'utérus et des annexes, et, si l'on croit que celles-ci sont malades, il est facile de les attirer au dehors par l'incision vaginale et de faire sur elles telle opération qu'on jugera nécessaire, l'ignipuncture, par exemple. Nous voyons, en effet, que dans l'Observation V, on put ouvrir au thermocautère les kystes nombreux développés dans le tissu ovarien. En même temps, on put libérer l'utérus des adhérences filamenteuses qui l'unissaient au cul-de-sac de Douglas. Lorsque ces diverses manœuvres sont faites, on peut procéder à la fixation.

Les parois vaginales étant écartées, on voit dans la plaie du cul-de-sac antérieur la surface péritonéale de l'utérus. L'organe, saisi avec une pince érigne (*Fig.* 14) à deux centimètres au-dessus de l'isthme, est attiré en avant, tandis qu'on ôte la pince à traction pour laisser le col se porter en arrière. L'utérus bascule et s'applique dans l'aire de la plaie vaginale, mais son fond reste caché. « Il est bien entendu qu'on laisse le fond libre, qu'on ne l'insère pas dans la plaie, qu'on ne cherche pas à le voir». Alors, prenant dans une pince à disséquer la lèvre supérieure de l'incision dans sa moitié gauche (à droite de l'opérateur) et à quelque distance de la ligne médiane, on y enfonce l'aiguille courbe; on la fait cheminer transversalement dans la paroi antérieure de l'utérus et sortir symétriquement dans la moitié droite de la même lèvre. Un premier fil (toujours de catgut) est ainsi placé; ce fil est toujours situé au-dessous de la région des cornes utérines; il ne doit pas être placé trop bas, car il faut encore placer deux autres fils au-dessus de l'isthme. Ceux-ci sont passés de la même façon que le premier. Pendant ce temps de l'opération, il faut songer à ne pas blesser la vessie.

En serrant les trois fils, on obtient une plaie verticale et médiane, et les fils de cette suture prennent à droite et à gauche la paroi vaginale et le péritoine vésical. Le reste de la plaie est uni d'avant en arrière par deux fils. Chacun d'eux est placé de chaque côté de la ligne verticale de sutures.

Le cul-de-sac vésico-utérin est supprimé et la face antérieure de l'utérus, revêtue de son feuillet péritonéal, est unie

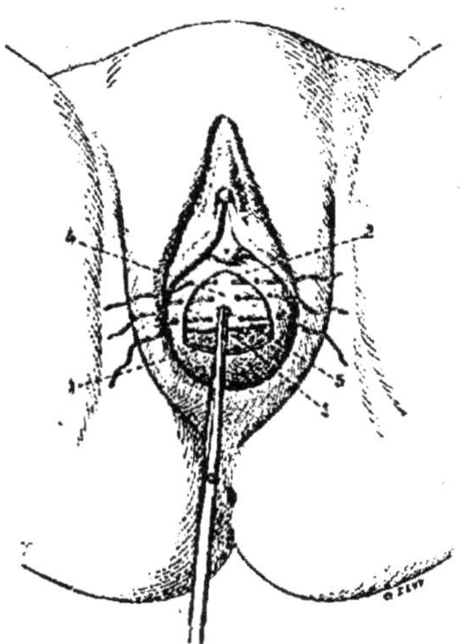

Fig. 16. — Hystéropexie vaginale par le procédé de Richelot. — *Légende.* — 1, plaie vaginale (lèvre inférieure) ; 2, plaie vaginale (lèvre supérieure) ; tissu paramétrique ; 4, face antérieure de l'utérus ; 5, lèvre inférieure de la plaie péritonéale.

au vagin lui-même dans toute sa hauteur. La vessie est laissée libre ; il ne s'agit à aucun degré d'une vésico-fixation (*Fig.* 16).

L'opération terminée, le vagin est tamponné à la gaze iodoformée, et les tampons sont laissés cinq jours en place. Si le col a subi l'opération de Schröder, on introduit dans la cavité utérine un crayon d'iodoforme. Après l'enlèvement des tampons, on donne chaque jour à la malade une injection d'eau phéniquée faible. Au bout de douze jours environ, elle quitte le lit et reprend ses occupations habituelles.

Cette opération, qui ressemble beaucoup à une hystéropexie abdominale, doit faire une fixation de l'utérus aussi solide que cette dernière et a sur elle l'avantage de conserver à l'utérus sa place naturelle dans le petit bassin.

CHAPITRE III.

Suites opératoires et Complications

L'hystéropexie vaginale est une opération (1) bénigne. Ce traumatisme, si traumatisme il y a, est très faible, et, le lendemain de l'opération, la malade est dans un état très satisfaisant. Souvent il n'y a pas de *dépression* du tout.

Les complications du côté de la *vessie* sont très rares et, lorsqu'elles existent, jamais graves. A la suite de l'opération faite par le procédé de Schücking, des malades eurent des troubles urinaires qui nécessitèrent le cathétérisme, d'autres eurent des urines sanglantes, mais toutes guérirent sans accidents fâcheux.

A Martin (2), sur 471 opérations faites par la voie vaginale, et destinées à combattre les rétro-déviations et diverses affections de l'utérus et des annexes, signale cinq blessures de la vessie; deux guérirent spontanément et les trois autres récla-

(1) Otto Küstner publia au Congrès de Genève, en 1896, une statistique portant sur 786 cas, avec 3 cas de mort seulement. *Ann. de Gyn. et d'Obst.*, Tome XLVI, 1896, p. 315.

(2) *XIIe Congrès des Sciences médicales de Moscou. Annales de Gyn. et d'Obst.*, Tome XLVIII, 1897, p. 289.

mèrent une intervention, mais il ne dit pas laquelle. Néanmoins, dans ces trois cas, la guérison fut complète.

D'ailleurs, si, pendant l'opération, le chirurgien a présents à la mémoire les accidents qui peuvent se produire du côté de la vessie et des uretères, il les évitera sûrement.

Sauf ces accidents, la guérison se fait rapide et régulière et, deux semaines environ après l'opération, la femme reprend sa vie normale.

Tous les troubles causés par la rétro-déviation disparaissent. L'organe est dans une position voisine de celle physiologique de sorte que l'opération ne produit aucune altération fonctionnelle. La *menstruation* se rétablit régulièrement et souvent la stérilité dépendant de la rétro-flexion ou de ses complications, disparait et, si la femme devient enceinte et accouche, la guérison peut persister, comme nous le montrerons plus loin en étudiant l'influence de l'hystéropexie vaginale sur la *grossesse*.

CHAPITRE IV.

Résultats opératoires.

A ses débuts, l'hystéropexie vaginale ne donna point de brillants résultats entre les mains de von Rabenau et de Poltzer. Ce dernier opérateur, sur 6 cas, eut 6 échecs. Schmidt (de Cologne), il est vrai, fut plus heureux, mais ce n'est qu'avec le procédé de Schücking qu'on trouve des résultats vraiment favorables, et encore les deux premières opérations que fit Schücking échouèrent-elles. Dans la suite il réussit mieux, et, en 1890 (1), il publie une bonne statistique de 62 cas.

Ces 62 cas peuvent se diviser en deux séries. Dans la première série, la méthode employée était imparfaite ; les fils fixateurs étaient retirés trop tôt et les femmes ne portaient pas de pessaire, si bien que sur 20 cas, il y eut 8 insuccès et 12 guérisons durables. Dans la seconde série de 42 cas, où les crins de Florence employés pour la fixation restèrent en place au moins huit semaines, et où les femmes portèrent des pessaires de Hodge ou de Thomas, il y eut 42 succès. Aussi Schücking, comparant son opération à la ventro-fixation et à l'Alexander, la trouve supérieure à ces deux dernières. La

(1) *Centralblatt für Gyn.*, 22 février 1890.

ventro-fixation, dit-il, place dans l'abdomen un organe qui, anatomiquement, appartient à l'excavation, et l'Alexander donne souvent des mécomptes.

Debrunner (1) opère treize cas par la méthode de Schücking. Un cas resta inachevé par suite de la résistance insurmontable à l'aiguille de la paroi vaginale. Reste douze autres cas de rétro-flexion mobile, parmi lesquelles il y avait deux prolapsus. Il y eut huit succès et, chez les quatre autres opérées, la rétro-flexion se reproduisit, tantôt aussitôt après que les fils eurent été retirés, tantôt quelques semaines après. A noter que, chez deux femmes, il y eut, pendant les deux premiers jours, du ténesme et des urines sanglantes, preuve que la vessie n'avait pas été épargnée. Enfin, en 1891, Schücking (2) publie les résultats de 217 cas opérés par lui et ses élèves. Il constate l'excellence du procédé et son innocuité. Il a suivi longtemps quatre-vingt-huit femmes opérées par son procédé et constata seulement quatre insuccès.

Zweifel (3), qui modifia très heureusement le procédé analogue de Schücking, sur sept cas eut sept succès. Au *Congrès International de Gynécologie et d'Obstétrique*, tenu à Genève en 1896, Otto Küstner, dans son rapport sur le traitement des rétro-déviations utérines, publia une statistique de trente cas opérés par le procédé de Schücking. Dans le nombre il y avait cinq rétro-flexions fixées, libérées avant l'opération par la méthode de Schultze, onze non fixées, et quatorze sur lesquelles il n'y a pas d'indication. Sur ces 30 cas, il y eut 12 récidives. C'est là un chiffre fort élevé, et sur lequel nous ne

(1) *Correspond. Blatt für Aerzte*, 1890, p. 337.
(2) *Centralbl. für Gyn.*, 1891, n° 20.
(3) *Centralbl. für. Gyn.*, 27 oct. 1890.

pouvons, faute de renseignements précis, faire aucun commentaire.

Quoi qu'il en soit, le procédé de Schücking, avec la modification de Zweifel, a fait ses preuves et semble être un bon procédé. Avec lui la grossesse et l'accouchement évoluent heureusement, comme nous le verrons bientôt. Sänger (1), avec son procédé primitif, sans y ajouter la rétro-fixation, sur six cas eut trois échecs et trois succès. Dührssen (2), en employant son premier procédé de vagino-fixation, c'est-à-dire celui qui fixait l'utérus par des fils à direction antéro-postérieure, eut les résultats que voici.

Sur 209 opérations de vagino-fixation, il eut un cas de mort, soit 0,5 0/0 de mortalité; 205 fois l'opération fut faite complètement ; deux fois elle se termina par une hystérectomie vaginale, et deux autres fois elle resta incomplète. Ces 209 opérations portèrent sur 197 femmes, car l'opération fut recommencée douze fois, et ces nouvelles opérations donnèrent dix succès et deux récidives. Sur les 197 femmes, trois ne sont pas comprises dans la statistique. Une mourut ; chez une autre, il fallut enlever les fils, car, par suite de rétraction cicatricielle dans le parametrium, il s'était fait une coudure de l'uretère ; enfin, il en excepte encore trois qui eurent des récidives par manque de soins.

Au total, huit femmes à défalquer des 197. Reste 189, chez lesquelles 157 guérisons remontant depuis plusieurs mois à trois ans. Cela fait trente-deux récidives. Si on ajoute les dix récidives où l'opération fut recommencée, on arrive à 42 récidives; 34 se produisirent dans les trois premiers mois

(1) *Centralbl. für Gyn.*, 1888, p. 41.
(2) *Archiv. für Gyn.*, 1891, LXVII.

et huit dans la deuxième année ou plus tard. Si l'on veut éliminer les cas trop récemment opérés et si l'on ne conserve que ceux opérés depuis plus de neuf mois, il reste 111 cas avec 79 guérisons, soit 71 0/0 de guérisons. Tel est le résultat donné par la vagino-fixation sans ouverture du péritoine. Mais, plus tard il reconnut la nécessité d'ouvrir le repli péritonéal vesico-utérin, pour détruire les adhérences péri-utérines qui étaient une des principales causes de récidive. Il fixe ensuite l'utérus au niveau des trompes, et, par ces modifications, il n'a plus que 2,3 0/0 de récidives.

Mackenrodt (1), lorsqu'il opérait sans ouvrir le péritoine, eut les résultats suivants.

Sur 31 cas, il compte 12 cas de rétroflexion simple avec neuf succès et trois succès incomplets, et 13 cas de rétroflexion avec prolapsus et allongement hypertrophique du col, sur lesquels il y a treize succès ; 6 cas sont cependant trop récents pour être jugés.

Plus tard (2), il reconnait que si l'on n'ouvre pas le cul-de-sac péritonéal, on s'expose à des récidives ; si, au contraire, on l'ouvre, on peut réaliser une fixation beaucoup plus serrée de l'utérus au vagin ; mais cette position forcée que l'on donne à la matrice est défectueuse pour son développement pendant la puerpéralité. Néanmoins, malgré l'ouverture large du repli péritonéal et la fixation aussi solide que possible de l'utérus au vagin, des récidives se produisent forcément, parce que l'utérus est peu à peu écarté de la paroi vaginale par les mouvements de la vessie. Avec cette nouvelle méthode il obtient

(1) *Annales de Gyn. et d'Obst.*, n° de janvier 1899.
(2) *Centralbl. für Gyn.*, 1895, n° 49.

90 °/o de guérisons durables ; 10 °/o de récidives se produisent par la cause que nous venons d'indiquer.

La statistique publiée par von Knorre (1) est intéressante, en ce qu'elle montre la fréquence des récidives survenant après une fixation trop basse de l'utérus. Dans 13 cas, il fixe l'utérus immédiatement au-dessus de l'orifice interne ; il a neuf récidives ; dans 11 cas, il le fixe comme Küstner, par deux fils placés dans le voisinage de la moitié inférieure du corps de l'utérus, et il n'a plus que six récidives. Winter (2), fixant, lui aussi, l'organe au niveau de l'orifice interne, sur 14 cas, eut quatorze récidives. Jacobs (3), par son procédé de vagino-fixation combinée à la rétrofixation du col, sur 5 cas, eut cinq succès. Küstner (4), au Congrès de Genève, publia sa statistique. Il ouvre, il est vrai, le péritoine, mais fixe l'utérus beaucoup trop bas.

Sa statistique comprend 81 cas ; mais il ne donne que les résultats de 42 cas.

20 cas opérés jusqu'au 18 septembre 1894 et contrôlés en mai 1895, donnèrent 13 succès ; 22 cas examinés d'avril en juillet 1896, donnèrent 17 succès ; ce qui fait, sur 42 cas, 30 succès et 12 échecs.

La statistique de MM. Le Dentu et Pichevin (5) porte sur 10 cas opérés avec résultat. Dans un cas (6), la déchirure de la vessie amena la mort d'une des opérées.

(1) *Centralbl. für Gyn.*, 23 décembre 1893.

(2) *Centralbl. für Gyn.*, 1893, n° 27, p. 625.

(3) *Bullet. de la Société Belge de Gyn. et d'Obst.*, janvier 1894.

(4) *Loc. cit.*

(5) Au moment où nous avons fait ce travail, le docteur Pichevin, absent de Paris, n'a pu nous fournir de détails sur le résultat des opérations faites avec la collaboration de M. le Dentu.

(6) *Semaine gynécologique*, 1896.

Enfin, notre Maitre, sur 9 cas, eut 9 succès.

Dans un cas, il y avait des adhérences periutérines nombreuses, immobilisant l'utérus. Parmi ces 9 cas, 2 ont été revus plus de 9 mois après l'opération et on constate que l'utérus est toujours bien fixé à la paroi vaginale. De plus, dans ces cas qui font le sujet des Observations II et III, l'hystéropexie vaginale apporta une amélioration sérieuse.

Les femmes des Observations IV, V et VI, ont été revues respectivement 3 mois, 9 mois et 7 mois après l'opération, et dans toutes l'antéversion de l'utérus persistait. Dans les Observations VII, VIII et IX, les femmes revues 6, 2 et 2 mois après, restaient toujours guéries.

Aujourd'hui il est donc permis de dire qu'en ouvrant le péritoine, pour détruire toutes les adhérences, si minines soient elles, et en fixant l'utérus assez haut, c'est-à-dire un peu au-dessous des trompes, l'opération est faite avec les plus grandes chances de succès et sans faire courir de dangers à la malade.

CHAPITRE V.

L'Hystéropexie vaginale et la Grossesse.

Dans l'immense majorité des cas, l'hystéropexie vaginale permet à la grossesse et à l'accouchement d'évoluer normalement. Les statistiques de nombreux opérateurs sont là pour le prouver.

En effet, Debrunner (1), sur 13 cas d'hystéropexie vaginale par la méthode de Schücking, vit une grossesse évoluer normalement et se terminer par un accouchement normal. Il en est de même de Schücking (2) qui, sur 218 cas, vit 23 grossesses terminées normalement. Mackenrodt (3), par son premier procédé de 1892, sur 31 cas, observa 6 grossesses terminées normalement.

Dührssen (4), sur 197 cas, observa 25 grossesses; dans 13, tout fut normal, 6 avortèrent ; 6 étaient enceintes au moment de l'examen, dont deux qui avaient précédemment avorté. De plus, il note que sur sept femmes qui avaient nourri, il n'y eut pas de récidive ; il engage donc les femmes à nourrir, ce qui facilite la régression des adhérences fixatrices.

(1) *Loco citato.*
(2) *Loco citato.*
(3) *Loco citato.*
(4) *Arch. für Gyn.*, 1894, LXVII.

Küstner (1), sur 81 cas, eut 9 de ses femmes qui accouchèrent normalement et consécutivement à l'opération ; 4 avortèrent avant d'accoucher, enfin, 3 étaient, au moment de l'examen, enceintes du cinquième au sixième mois, et une de celles-ci avait précédemment avorté. Ce même auteur publie une statistique de 60 cas exécutés par le procédé de Sänger suivi de la rétro-fixation ; sur ce nombre il y eut 11 grossesses où tout fut normal, et 2 avortements.

Comme on vient de le voir par ces statistiques, des avortements précédèrent, dans quelques cas, les accouchements ; mais, dans les opérations employées pour la cure des rétro-déviations, telles que l'Alexander ou la ventro-fixation, on observe des avortements. L'hystéropexie vaginale n'est pas plus passible de ce reproche que les opérations précitées.

Cependant, la vagino-fixation utérine a produit certains cas de dystocie spéciaux, qui sont consignés dans les observations d'auteurs allemands que nous publions à la fin de ce chapitre.

Dans l'Observation I de Velde, il s'agit d'une femme ayant déjà accouché une fois normalement, chez laquelle on enleva, par la voie vaginale, un myome sous-péritonéal ; en même temps l'utérus fut fixé à la paroi antérieure du vagin, et on pratiqua une colporrhaphie. La grossesse évolue normalement.

Au moment des premières douleurs, il y eut rupture des membranes, procidence du cordon et mort de l'enfant. La femme amenée à la clinique de la Charité, on constate que le col est très élevé et dirigé à droite, que la paroi antérieure du vagin est si élevée que le cul-de-sac antérieur du vagin

(1) *Loco citato.*

forme un angle aigu. Comme une rupture utérine est imminente, il faut agir vite et débarrasser l'utérus de son contenu.

On fait la laparotomie ; on trouve une hémorrhagie intra-abdominale abondante, et, comme on croit que le fœtus est en état de décomposition, on se décide pour l'opération de Porro.

La femme meurt d'épuisement, et, à l'autopsie, on constate une déchirure du ligament large droit, cause de l'hémorrhagie intra-abdominale.

Dans l'Observation II, Wilhelm Rühl cite le cas d'une femme qui fut opérée par la vagino-fixation, d'une rétroflexion adhérente contre laquelle avaient échoué le massage, les bains, les injections et les pessaires.

On fait une incision longitudinale de la paroi antérieure du vagin, on ouvre le péritoine pour détruire les adhérences, et on fixe la surface légèrement saignante de la face antérieure de l'utérus au vagin.

La femme devient enceinte, et, comme le travail durait déjà depuis 48 heures sans résultat, on fait appeler M. Rühl. A son arrivée, il constate l'extrême tension des parois utérines, et la suspension des battements du cœur du fœtus.

Par le toucher, il atteint péniblement le col, qui est en haut et à droite de la ligne innominée. La tête du fœtus fait saillie dans le petit bassin et est contenue dans un diverticule de l'utérus formé par la paroi antéro-inférieure de cet organe.

L'opérateur, cherchant à dilater l'orifice utérin et à amener en bas sa lèvre antérieure, constate que dans ces mouvements d'abaissement, l'orifice utérin devient rigide et donne la sensation d'un anneau de fer. Après des efforts répétés, il arrive à produire une dilatation de l'orifice utérin suffisante pour qu'il puisse introduire sa main tout entière dans l'utérus. Il tente, mais en vain, la version, et réussitalors à faire une perforation crânienne. Après l'écoulement de la matière cérébrale, il applique le cranioclaste, mais ne peut extraire la tête. Comme le col est toujours très tendu, il sectionne sur une longueur de 6 centimètres, le segment inférieur de l'utérus, d'arrière en avant, avec un ténotome courbé. La main introduite entre la tête du fœtus et la partie antérieure du col, guide l'instrument.

Après cette incision, l'extraction du fœtus peut se faire facilement.

L'Observation III de Rühl, présente une grande ressemblance avec l'Observation II.

Là encore c'est une femme atteinte d'une rétroflexion, contre laquelle avaient été impuissants le massage, les bains, les pessaires, etc. La fixation de l'utérus au vagin fut faite avec un soin tout particulier.

A la suite de l'opération, la femme devint enceinte..... et par suite de difficultés dans le travail, Rühl fut appelé.

L'orifice utérin se trouve sur la ligne innominée; il est rigide, et c'est à peine s'il laisse pénétrer quatre doigts. La tête du fœtus est dans le bassin, dans un diverticule de la paroi antérieure de l'utérus.

Par suite de la rigidité du col, l'auteur se décide à faire, dans la paroi antérieure du vagin et de l'utérus, une incision de 8 centimètres, grâce à laquelle il extrait facilement le fœtus avec le forceps.

L'Observation IV de E. Wertheim a trait à une femme où la vagino-fixation fut faite de la façon suivante. Le repli péritonéal vesico-utérin fut largement ouvert; puis, sans qu'il fût refermé, l'utérus fut directement suturé au vagin dans toute sa hauteur. Cette femme devint enceinte. A la fin de la grossesse, l'utérus, en se développant, a entraîné vers le haut la partie du vagin à laquelle il adhérait, de façon à donner à la paroi antérieure la forme d'un entonnoir profond. Le col attiré vers le promontoire, ne peut être atteint qu'en introduisant toute la main dans le vagin. Le fœtus est en position transversale.

Au moment de l'accouchement, le travail, malgré des contractions énergiques, reste stationnaire. La dilatation est très lente, mais, comme la paroi postérieure de l'utérus est très tendue, il faut agir vite. On se décide à aller chercher un pied et à l'abaisser. L'introduction de la main fut pénible, mais enfin au pied saisi et abaissé, on fixa un poids et le travail se fit rapidement. Cette femme eut des suites de couches très heureuses, ainsi que celles qui font le sujet des Observations II et III ; il n'y eut pas de récidive par suite de la solidité de la cicatrice vagino-utérine, cicatrice beaucoup trop solide, comme nous allons le voir.

A ces observations on peut ajouter celle de Strassmann (1). C'est une malade à laquelle Dührssen avait enlevé, par voie vaginale, un myome gros comme un œuf de poule, situé sur la face antérieure de l'utérus. Après l'opération, cet organe fut fixé au vagin, de façon à suturer la plaie vaginale et la solution de continuité produite par l'extirpation de la tumeur. Cette femme devint enceinte, et, au terme de sa grossesse, le col est situé en arrière, au dessus et à droite de la ligne innominée.

(1) *Zeit. für Geb. und Gyn.*, 1895, Bd. XXXIII, p. 518 ; et Paqui, *Ann. d'Obst. et Gyn.*, 1896, XLV, p. 436.

Le fœtus est en position transversale. Le travail traînait en longueur par suite de la rigidité du col. On essaye vainement une tentative de version que fit échouer la torsion de l'utérus. On fait l'opération césarienne. On constate que l'utérus s'est développé aux dépens de son bord droit et de sa face postérieure. La femme meurt une heure après l'opération. A l'autopsie, on constate, au niveau du cul-de-sac vaginal antérieur, une perforation admettant le doigt. Cette observation et l'Observation I de Velde se ressemblent singulièrement.

Dans toutes les deux, c'est un utérus qu'on fixe au vagin après avoir extirpé un myome de sa face antérieure; or, cette face antérieure cruentée contracte avec la paroi vaginale des adhérences extrêmement résistantes, à tel point que paroi utérine et paroi vaginale ne font plus qu'une, que l'utérus ne peut se développer que par sa face postérieure et que la situation et la rigidité du col rendent tout accouchement naturel impossible. Dans les deux observations de Rühl, l'utérus est fixé directement au vagin ; dans l'Observation II, c'est une surface saignante qu'on applique sur la paroi vaginale ; dans l'Observation III, on fixe « avec un soin tout particulier » le fond de l'utérus au vagin.

Dans les deux cas, c'est une fixation très résistante, trop résistante même.

Il est donc nécessaire, pour que l'accouchement puisse se terminer naturellement, que l'utérus fixé à la paroi vaginale, jouisse d'une certaine mobilité. Or, lorsque la fixation est faite sans ouvrir le péritoine, elle est relativement lâche ; la récidive peut, il est vrai, survenir, mais l'accouchement se termine seul. Wertheim, sur 37 cas de vagino-fixation, eut trois femmes qui devinrent enceintes. Chez deux, la fixation fut faite sans ouvrir le péritoine, et elles accouchèrent parfaitement; la troisième, chez qui le péritoine fut ouvert, fait le sujet de l'Observation IV. L'utérus, très solidement fixé au vagin, a attiré en haut la paroi vaginale antérieure et l'a déprimée en forme d'entonnoir, ce qui créa une dystocie et nécessita l'intervention que l'on sait.

Rissmann (1) a cherché à savoir pourquoi l'utérus conservait plus de mobilité, lorsque l'hystéropexie était faite sans ouvrir le péritoine. Dans ce but, il étudia sur des chiens, des chats et des lapins, la question des adhérences péritonéales. Il montra alors que les adhérences aseptiques de séreuse à séreuse sont moins résistantes que les adhérences fibro-séreuses résultant de la suture du tissu conjonctif au péritoine. Il convient donc de s'efforcer d'avoir, chez les femmes encore en âge de concevoir, des adhérences séro-séreuses plutôt que des adhérences fibro-séreuses.

C'est ce but qu'a recherché et atteint Dührssen dans son dernier procédé (2). Des adhérences séro-séreuses se développent entre le péritoine de la face antérieure de l'utérus et le péritoine de la face postérieure de la vessie. Ces adhérences s'étirent lorsque se développe l'utérus et, après l'accouchement, elles entrent en régression, empêchant toute récidive. Celle-ci est d'ailleurs empêchée par un fil fixateur placé au niveau des trompes. Dans ce procédé, le péritoine qui a été ouvert par une incision sagittale, est soigneusement refermé. Les auteurs, qui ouvrent le péritoine et fixent l'utérus

(1) *Ueber peritoneale Plastik mit besonderer Berücksichtigung der Vaginofixatio uteri.* — *Berliner klin. Woch*, 1896, xxxiii, p. 650.
(2) *Annales de Gynécologie et d'Obstétrique*, n° de janvier 1899.

à la paroi vaginale sans refermer ce péritoine, n'auront pas fatalement des accidents de dystocie, s'ils ont eu soin de laisser libre le fond de l'utérus et de ne passer qu'un petit nombre de fils à travers la face antérieure de cet organe et la paroi vaginale.

Tel est le cas du procédé de M. Richelot, qui laisse nécessairement une grande liberté à l'utérus. Nous n'avons pas malheureusement, parmi nos observations, de cas d'accouchement à citer pour appuyer nos dires.

Observation I.

Velde, 1895 (1).

La femme K..., âgée de 25 ans, avait eu, au mois de janvier 1893, un accouchement normal. Au mois d'octobre de la même année, on enleva chez elle, par voie vaginale, un myome sous-péritonéal; en même temps l'utérus fut fixé à la paroi antérieure du vagin et on pratiqua une colporrhaphie. Le 21 juin 1895, elle était à la fin de sa seconde grossesse, et elle commença à avoir des douleurs. Le 23 du même mois, l'utérus étant dilaté comme une pièce de 1 marck (1 fr. environ), la rupture des membranes se fit; il y eut procidence du cordon et l'enfant mourut avant toute intervention médicale. La femme fut alors mise aussitôt en traitement dans la polyclinique gynécologique de la Charité. Le 24 juin, à 4 heures de l'après-midi, elle fut prise d'une crise de convulsions sous les yeux de la sage-femme qui, seule, l'a observée; à 6 h. 1/2 d'un violent frisson et de vomissements, et à 9 heures du soir, la malade fut amenée à la Charité.

A l'examen, on constate : température, 37° 6 ; pouls, 100. Dans la vessie, 30 c. d'urine contenant beaucoup d'albumine et de nombreux cylindres granuleux.

(1) *Ein Fall von absoluten Geburtshinderniss nach vagino fixatio des Uterus.* (Un cas de dystocie absolue après vagino-fixation de l'utérus). — *Berlin. klinisch Wochensch.*, 1895, XXXII, 733.

Le fond de l'utérus est à un travers de main au-dessous de l'ombilic; l'utérus, fortement contracté, est très sensible dans son segment inférieur, et on ne peut sentir les parties fœtales. Le vagin est très étroit, le col immobile, l'orifice interne de l'utérus large comme 1 thaler. Le col est très élevé et dirigé à droite ; la paroi antérieure du vagin est tellement élevée, que le cul-de-sac antérieur forme un angle aigu. Dans le cul-de-sac on sent, à gauche, à travers une portion dilatée de l'utérus, la tête de l'enfant, et, au niveau de l'orifice du col, une épaule. La version ou l'abaissement d'un bras, pour faire l'embryotomie, est impossible à pratiquer. L'état général de la femme, et particulièrement le danger d'une rupture de l'utérus, exigent un accouchement rapide, qui ne pouvait être pratiqué que par la laparotomie. Comme il fallait admettre que le contenu de l'utérus était septique, M. Gusserow pratiqua l'opération de Porro. A l'ouverture de la cavité abdominale, on trouve, presque immédiatement dans son intérieur, du sang fraîchement épanché. Après l'amputation de l'utérus, il y eut une forte hémorrhagie provenant du ligament large droit et qui ne cessa que lorsque ce ligament fut suturé au péritoine de la paroi abdominale. Le moignon fut fixé à la paroi abdominale. La malade ne put se rétablir et mourut 1 h. 1/2 après l'opération.

A l'*autopsie*, on vit que la partie de la paroi antérieure de l'utérus, qui est située au-dessus de l'orifice interne, était fortement adhérente au vagin. Le ligament large droit était considérablement élevé et présentait une déchirure facilement perméable au doigt et permettant d'aller du petit bassin jusque dans la cavité abdominale.

C'est par cette déchirure que s'était produite une hémorragie mortelle dans l'abdomen. En même temps, lésions de métrite chronique.

C'est la première fois que nous voyons un cas grave de dystocie à la suite de la vagino-fixation utérine. Il est vrai que cette fixation s'était particulièrement bien consolidée, par suite de l'extirpation simultanée d'un myome, mais, même dans le cas d'une vagino-fixation simple, on ne connaît pas toujours le degré de solidité de pareilles adhérences.

Il faudrait recueillir des observations sur les accouchements des femmes opérées par la vagino-fixation, car, bien que cette opération soit récente, un grand nombre l'ont déjà subie. Je voudrais donc, par l'observation que je viens de publier, attirer l'attention sur ces faits.

Toutefois, de ce cas et des cas encore isolés qui existent jusqu'à ce jour, je ne crois pas devoir tirer de conclusions sur l'influence de l'hystéropexie vaginale sur la grossesse.

Observation II.

Ruhl, 1896 (1).

Chez la femme E. H..., âgée de 22 ans, on fit une vagino-fixation dans des circonstances graves. La malade avait déjà accouché il y a 7 ans. A ce moment, l'accouchement eut lieu rapidement; la malade ne fut souffrante qu'après l'accouchement, mais les douleurs durèrent pendant un temps assez long, et elle aurait eu de la fièvre pendant ses couches.

A la suite de violentes douleurs et de fortes hémorrhagies survenues au moment des règles, la malade vint me consulter. Les douleurs étaient localisées à la région lombaire ; de plus, il y avait une stérilité qui faisait le désespoir de cette femme. Par le toucher, je constatai une rétroflexion considérable de l'utérus solidement fixé latéralement et en arrière. Il était relié au cul-de-sac de Douglas par un fort cordon cicatriciel.

Après une foule de traitements antérieurs et au bout d'un temps assez long, par le massage, les bains, les injections, l'utérus se laissa ramener en antéflexion ; mais, malgré l'emploi des pessaires qui, d'ailleurs, étaient mal supportés, l'utérus reprit bientôt sa position pathologique primitive.

Une *opération* fut donc décidée. Elle eut lieu le 11 avril 1894 et fut faite de la façon suivante.

On fit une incision longitudinale à travers la paroi antérieure du vagin, en ayant bien soin de disséquer la vessie qui se trouve au-dessus de cette paroi et très profondément située en dedans. Puis

(1) *Ueber die Behandlung der Geburtstörungen nach vaginaler Fixation.* [Sur le traitement des troubles de l'accouchement après la fixation vaginale]. — *Centralbl. f. Gyn., Leipz.*, 1896, XX, 147-154.

on ouvrit le repli vésico-utérin et on fit une ligature et un débridement de la cicatrice qui fixait l'utérus et qui était à peu près de la grosseur d'un crayon ; les adhérences membraneuses qui s'étaient formées, furent rompues ; on aperçut alors la surface légèrement saignante de la paroi antérieure de l'utérus ; puis on fit la réunion de l'utérus et du vagin.

Les *suites* de l'intervention furent favorables et, neuf mois après, la malade avait une grossesse. Les dernières règles dataient de février 1895. La grossesse était liée à un mauvais état général considérable, surtout du côté de la vessie. La malade n'urinait qu'avec de grandes difficultés ; souvent on dut avoir recours au cathétérisme vésical.

Au 1er novembre 1895, je fus appelé auprès de cette femme, car l'accouchement trainait en longueur. D'après l'avis caractéristique de la sage-femme, le travail durait déjà depuis 48 heures, et on ne pouvait sentir l'orifice utérin malgré les plus fortes contractions.

A mon arrivée, je trouvai la femme dans un état d'épuisement excessif, épuisement causé par les douleurs qui se reproduisaient très souvent et étaient particulièrement pénibles. Même pendant les intervalles des contractions, les douleurs persistaient encore et l'utérus en était arrivé à un tel degré de sensibilité, que le plus léger attouchement était pénible.

Le liquide amniotique s'était écoulé peu de temps, paraît-il, avant mon arrivée. L'examen permettait de reconnaître que les douleurs de l'enfantement avaient déterminé une tension énorme des parois de l'utérus, que l'enfant était mort et que les battements du cœur et les mouvements du fœtus avaient cessé d'être perceptibles depuis 24 heures environ. La tête faisait saillie avec une grande partie de l'utérus, dans le petit bassin, et elle était contenue dans une excavation formant diverticule de l'utérus. La situation de l'orifice utérin était très caractéristique dans cet utérus, ainsi fixé au vagin. Le col se trouvait, en effet, en haut et à droite de la ligne innominée ; on pouvait l'atteindre sans narcose, mais avec peine. Le fœtus s'était développé et avait évolué dans le segment postéro-supérieur de l'utérus ; la tête seule était dans un diverticule de la paroi antéro-inférieure. En ce moment, le fœtus était dans le segment supérieur excessivement dilaté et aminci. Après une narcose complète, la tête, située dans le petit bassin, se laissait déplacer vers le haut, et il était possible de faire un examen suffisant de l'orifice utérin et même de pénétrer dans le col. En cherchant à dilater cet orifice et surtout en faisant des efforts pour ramener vers le bas la lèvre antérieure de cet orifice, on sentait cette paroi antérieure se tendre si fortement qu'il donnait au doigt la sensation d'un anneau de fer, comme l'avait dit Strassmann avec juste raison.

Par l'emploi d'efforts répétés, je suis arrivé enfin à produire une dilatation de l'orifice utérin suffisante pour que l'on pût introduire la main tout entière dans l'utérus, dans le but de faire une version. Après de nombreux efforts, je ramenai un pied, mais malgré tout il me fut impossible de faire une version.

Je me décidai alors à la perforation, qui présentait toutefois de grandes difficultés techniques. Rien que l'application de l'instrument n'était pas absolument facile, parce que le perforateur, en forme de ciseaux, devait être introduit si avant dans les parties génitales que, dans les inclinaisons les plus fortes de l'appareil, la poignée de l'instrument venait s'appliquer complètement contre les parois du vagin. La perforation réussit finalement, lorsque j'eus exercé une forte pression sur la tête, qui se trouvait violemment repoussée vers le haut, avec la main que j'avais introduite dans l'utérus et qui guidait le perforateur. Après l'évacuation de la substance cérébrale, l'application du cranioclaste se fit d'une façon relativement facile. Toutefois, l'extraction de l'enfant présenta des difficultés si énormes, par suite de la tension excessive du col, que je me décidai enfin de compte à faire, comme dernier temps de l'opération, une incision dans la portion de la paroi utérine fixée à la paroi vaginale. Cette incision fut faite de la façon suivante.

Quatre doigts furent introduits dans l'utérus, entre la tête du fœtus et le col excessivement tendu, et, avec un tenotome courbe, on incisa sur trois centimètres. L'instrument était guidé par la main intra-utérine qui comprima la surface de section. Le tissu incisé fut suturé par trois points de suture au catgut fort. Comme l'extraction du fœtus offrait toujours des difficultés, l'incision fut prolongée de deux centimètres et demi. L'enfant fut dès lors extrait avec une grande facilité ; les points de suture ne lâchèrent pas. Bien que l'épaisseur du tissu sectionné (paroi vaginale et paroi utérine) fût de un centimètre environ, la surface de section de la plaie produisit une hémorrhagie relativement peu abondante.

Lorsque l'accouchement fut terminé, les deux bords de la plaie furent réunis soigneusement par des points de suture transversaux.

L'expulsion du placenta présenta aussi des difficultés si grandes qu'on dut introduire la main pour l'extraire. Cette opération difficile et délicate fut faite pendant la nuit, avec un éclairage défectueux, sans aide, sauf celui d'une sage-femme qui n'avait aucune idée de ce que pouvait être l'antisepsie. Malgré cela, les suites de couches furent bonnes, ce qui fut surprenant; et la malade n'eut pas de fièvre. Un examen rapide et court permit de reconnaître une régression normale de l'utérus. La femme ne souffre plus.

Observation III.
Ruhl, 1866 (1).

Les faits que j'ai cités plus haut, se reproduisent bientôt après dans un deuxième cas, dont voici un court résumé.

La femme N... âgée de 29 ans, a eu deux accouchements antérieurs, dont le second date de 5 ans ; ils se produisirent facilement et spontanément.

La malade était, depuis de longues années, très souffrante, à la suite d'une rétroflexion considérable de l'utérus accompagnée de métrite. Tout fut essayé comme traitement : massage, bains, curettage, et cela sans donner de résultats. Des anneaux furent d'abord tolérés pendant un temps fort court, puis ils ne furent plus supportés du tout, parce qu'ils produisaient des phénomènes d'excitation inflammatoire, en déterminant de la périmétrite et de la paramétrite. C'est pour cette raison que l'on fit la fixation vaginale le 26 février 1894. A cause de la dimension de l'utérus, et après l'incision du feuillet péritonéal antérieur du repli vésico-utérin, le fond de l'utérus fut suturé avec un soin tout particulier avec la paroi antérieure du vagin. Dernières règles en février 1895. La grossesse était compliquée par des douleurs vésicales comme dans le premier cas.

Accouchement le 25 novembre 1895 ; à quatre heurse du matin, rupture des membranes, procidence du cordon ombilical, puis début des fortes douleurs. Vingt-quatre heures plus tard, je

(1) *Centralblatt für Gyn.*, 1896.

constate un état de santé analogue à celui de la malade du premier cas. L'orifice utérin se trouvait sur la ligne innominée et c'est à peine s'il laissait pénétrer quatre doigts. La tête du fœtus se trouvait dans le bassin et dans un diverticule de la paroi antérieure de l'utérus.

Pendant que j'examinais la malade, cessation brusque des battements du pouls du cordon. Toute tentative immédiate pour rétablir la circulation du cordon, de même que tout essai de version, reste sans résultat.

Dès lors, préparation immédiate du champ opératoire avec le spéculum et les écarteurs. Pour attirer solidement l'anneau dur qui entoure le bord extérieur de l'orifice utérin, je me servis de fortes pinces de Museux et je pratiquai dans la paroi antérieure du vagin et de l'utérus, une incision longue de huit centimètres et dirigée dans le sens de la longueur de la paroi antérieure du vagin.

L'épaisseur du tissu sectionné présentait une surface de section de un centimètre environ, et même davantage par endroits. Malgré cela il ne se produisit pas d'hémorrhagie, parce que je fis l'incision, non pas en une fois, mais en plusieurs fois, et parce que je suturai les endroits vasculaires coupés avec du fort catgut. Dans ce cas, je réunissais chaque fois la paroi de l'utérus avec celle du vagin et par ce moyen j'obtenais une fermeture plus certaine et plus sûre de la cavité abdominale. Ensuite je pus appliquer le forceps avec une certaine facilité et extraire l'enfant. L'expulsion du placenta se fit spontanément. Les deux lèvres de la plaie furent ensuite réunies par des points de suture transversaux, comme dans le premier cas.

Les suites de couches furent normales et la malade n'eut pas de fièvre. L'examen de la malade, qui fut fait quelques jours après, donna les résultats suivants : position normale et métamorphose régressive complète de l'utérus (ce qu'il était absolument impossible d'obtenir avant l'accouchement). En outre, l'état de santé de la femme est redevenu excellent.

Observation IV.

Wertheim (E.), 1896 (1).

La fixation de l'utérus par l'opération devait être déjà consi-

(1) *Ueber Verlauf von Geburt und Schwangerschaft bei vaginofixirtem Uterus* [*Sur la marche de la grossesse et de l'accouchement dans un utérus vaginofixé*]. *Centralbl. f. Gynæcol.*, Leipz, 1896, XX, 25-34.

dérée dans ce cas, même avant le début de la grossesse, comme une chose absolument anormale. Dans le 5e mois qui suivit l'opération, le résultat obtenu fut le suivant. Le fond de l'utérus est fixé à la paroi antérieure du vagin, comme s'il était fixé par des clous. Ensuite, comme l'utérus devenait gravide et augmentait de volume, le côté du vagin auquel était fixé le fond de l'utérus fut attiré peu à peu vers le haut, de telle sorte qu'il prenait d'abord l'aspect d'une petite fossette et plus tard la forme d'un entonnoir. En même temps, la portion vaginale du col de l'utérus s'élevait toujours plus haut contre le promontoire et, à la fin de la grossesse, on ne pouvait même plus l'atteindre avec deux doigts; il se trouvait au-dessus du promontoire.

En tenant compte des symptômes observés, on se trouvait en présence d'une grossesse dont le développement était vraisemblablement anormal, et il fut expressément recommandé à la malade de venir à la clinique pour être délivrée d'une façon certaine et sans danger. Elle fut reçue le 14 septembre 1895, et le 12 octobre, le travail de l'accouchement commençait. Cette femme était une secondipare. Son état était le suivant. L'utérus s'étendait à un travers de main environ au-dessus de l'ombilic. Le fœtus se trouvait dans une position transversale; sa tête était appliquée contre l'os iliaque droit. Les bruits du cœur du fœtus se percevaient dans la région de l'ombilic. La paroi vaginale antérieure était attirée vers le haut et avait la forme d'une niche, et cette élévation de la paroi vaginale était si grande que c'est à peine si l'on pouvait atteindre le fond de la niche. La portion vaginale du col, complètement sortie du petit bassin, s'est élevée au-dessus du détroit supérieur du bassin, et ne peut être atteinte qu'en introduisant la main tout entière dans le vagin. Au toucher, la lèvre antérieure de l'orifice utérin paraît relativement rigide et présente l'aspect d'un bourrelet épaissi, tandis que la lèvre postérieure offre la sensation d'un bord fin, et semble faire corps avec la paroi postérieure du vagin, dont elle paraît être la continuation. Depuis la lèvre antérieure de l'orifice utérin jusqu'à la symphyse du pubis, on trouve que l'utérus est quelque peu voûté dans le bassin. La cicatrice de fixation qui se trouvait là, dans le bassin, se laisse remonter dans la niche que forme la paroi antérieure du vagin. Les ligaments ronds sont très évidents de deux côtés; ils se trouvent au-dessous de l'ombilic, et convergent si fortement contre la ligne médiane qu'ils peuvent passer l'un sur l'autre dans leur allongement, et cela à trois ou quatre travers de doigt au-dessous de l'ombilic. C'est donc à cet endroit que se trouve le fond de l'utérus.

Malgré de violentes douleurs, l'accouchement ne fait aucun progrès. L'orifice utérin ne se dilate que très lentement (Au bout de 7 heures de travail, sa dilatation ne permet le passage que de deux doigts). Il paraît s'écarter encore plus vers le haut et détermine dans le bassin une tension considérable de la paroi antérieure de l'utérus.

Le tiraillement énorme qui s'exerce sur la paroi postérieure de l'utérus, bien que les membranes existent encore, nous laisse voir l'urgence qu'il y a à hâter le plus rapidement possible l'accouchement ; et le procédé qui nous paraît le plus rationnel à employer, en tenant compte de la situation anormale de l'orifice utérin, est la version avec la recherche et l'abaissement du pied. Après une narcose complète, la version fut faite d'après Braxton-Hicks ; et il fut très difficile d'introduire les doigts dans l'orifice utérin par derrière, et de saisir un pied, avec cette position si malaisée de la main. On fixa un poids qui fut abaissé afin de maintenir une pression modérée, mais constante. Après cela, l'accouchement se fit rapidement. Trois heures après, le siège apparaissait à la vulve et, au moyen de manœuvres manuelles, on put mettre au monde un enfant vivant qui pesait 3,900 grammes et qui avait 54 centimètres de longueur. Pour bien établir, et d'une façon suffisante, les rapports anatomiques, l'utérus fut palpé avec la main tout entière, immédiatement après l'accouchement. On perçoit nettement, par le toucher bimanuel, l'insertion des ligaments ronds à la place que nous avons désignée plus haut ; on peut aussi constater la présence des annexes à la hauteur convenable. La paroi antérieure de l'utérus est dure et assez épaissie. A chaque endroit de cette paroi, qui correspond à la niche de la paroi antérieure du vagin, se trouve une dépression correspondante, qui n'est assurément que superficielle, et qui présente la forme d'un entonnoir. La paroi postérieure de l'utérus présente un amincissement considérable, mais elle est intacte. De la lèvre postérieure on ne peut trouver aucune trace ; il n'y a aucun cul-de-sac vaginal postérieur ; l'utérus et le vagin se continuent sans interruption. A un travers de main au-dessus de l'ombilic, on trouve que la paroi est épaissie. A la palpation on trouve, en une sorte d'anneau contracté, une paroi transversalement proéminente. Le placenta siège du côté droit.

La femme a fait des couches normales. On trouve encore maintenant, malgré une involution de l'utérus, une dépression en forme d'entonnoir. Le fond de l'utérus est encore toujours fixé à la paroi antérieure du vagin, et la cicatrice de la fixation est toujours solide, et ne s'est pas rompue.

CHAPITRE VI.

Des indications de l'Hystéropexie vaginale et des autres opérations employées pour rétrodéviations.

Avant de discuter les indications des diverses méthodes proposées pour la cure des rétrodéviations, nous croyons utile de comparer, au point de vue des résultats, les trois opérations surtout employées contre ces affections. Ces trois opérations sont : la *Vagino-fixation*, la *Ventro-fixation utérine* et l'*Alquié-Alexander*.

En France, l'Alexander et la ventro-fixation sont très usités ; il n'en est pas de même de l'hystéropexie vaginale, et le petit nombre de cas de cette dernière opération ne nous permet pas de les comparer à ceux, si nombreux déjà, des deux opérations précédentes.

Force nous est donc de nous adresser aux statistiques allemandes, et ici qu'on nous permette de citer celle de Küstner(1) publiée au Congrès de Genève.

Elle est très instructive et nous la reproduisons intégrale-

(1) *Annales de Gynécologie et d'Obstétrique*, 1896, T. xlvi, p. 317.

ment. Elle comprend des opérations de vagino-fixation, de ventro-fixation et de raccourcissement extra-abdominal des ligaments ronds.

La vagino-fixation est faite de la façon suivante. Incision sagittale de la paroi vaginale ; ouverture du péritoine vésico-utérin; fixation de l'utérus par deux sutures au crin de Florence, placées dans le voisinage de la moitié inférieure du corps de l'utérus, de façon à laisser toute mobilité à la portion supérieure de l'organe.

Il y a 81 cas, sur lesquels 42 cas ont été suivis pendant longtemps, plus d'un an. Ces 42 cas donnent 30 succès et 12 échecs, soit 30 0/0 de récidives. Sur 81 cas, il y a 9 accouchements consécutifs, 3 grossesses normales du 5e au 6e mois. Quatre fois les avortements ont précédé l'accouchement.

La ventro-fixation, sur laquelle il ne donne pas de détails, comporte 140 cas avec 2 cas de mort, un par coma diabétique, l'autre par ouverture d'un abcès dans le péritoine ; il y a 9 accouchements consécutifs et 2 avortements, dont un avant l'accouchement.

L'Alexander est fait de la façon suivante. Grande incision cutanée; ouverture du canal inguinal; attraction des ligaments ronds jusqu'au cône péritonéal; raccourcissement du ligament, puis suture du ligament raccourci au fascia, entre l'angle supérieur de la plaie et l'épine iliaque antéro-supérieure. Il porte sur 71 cas. Deux fois le ligament rond ne fut pas trouvé; sur ce nombre, 65 cas contrôlés, eux aussi, pendant plus d'un an, donnèrent 57 succès et 8 échecs, soit 14 0/0 de récidives.

Sur les 71 cas, il y eut 5 accouchements normaux; pas d'avortement.

Si nous groupons maintenant les résultats de ces trois

opérations, nous voyons que les 42 cas de vagino-fixation longtemps suivis, ont donné 30 succès et 12 récidives; les 140 cas de ventro-fixation n'ont pas donné de récidives, mais ont donné 2 cas de mort; les 42 cas d'Alexander longtemps suivis ont donné 36 succès et 6 échecs. Soit 30 0/0 de récidives pour la vagino-fixation et 14 0/0 pour l'Alexander.

Comparons-les au point de vue du nombre des grossesses survenues après l'opération.

81 cas de vagino-fixation ont donné 12 grossesses, soit 14 0/0 de grossesses régulières heureusement terminées.

140 cas de ventro-fixation ont donné 9 grossesses, soit 6,4 0/0; 71 cas d'Alexander ont donné 5 accouchements, soit 7 0/0.

Dans cette statistique, l'hystéropexie vaginale serait donc en bonne posture n'était le chiffre élevé de récidives qu'elle a données. Mais il faut remarquer que l'utérus est saisi beaucoup trop bas; les échecs de Mackenrodt, de Winter ont montré la nécessité de placer les fils fixateurs aussi haut que possible, en laissant toutefois le fond de l'utérus libre. Donc, par une fixation mieux faite, le nombre des succès eût été plus considérable, et le nombre des grossesses n'aurait pas été moindre.

La gravité de l'opération, non plus, n'aurait pas augmenté, puisque, dans tous les cas, le cul-de-sac péritonéal a été ouvert

L'hystéropexie vaginale, opération bénigne, permettant à la grossesse et à l'accouchement d'évoluer heureusement, peut donc être employée avec avantage au traitement des rétro-déviations, et comme la ventro-fixation et l'Alexander, elle a ses indications précises. Ses indications sont dans le traitement des rétro-déviations réductibles ou adhérentes.

En présence d'une retrodéviation *réductible*, trois méthodes sont à notre disposition : les *pessaires* et la *ceinture abdominale*, le *massage* et l'*hystéropexie*. Avant d'employer une de ces méthodes, il faudra commencer par traiter la métrite, si souvent concomitante de la rétroflexion. Ensuite, on tentera la réduction de l'utérus, soit par la position genu-pectorale, soit par la réduction bi-manuelle, ou par la sonde utérine. Ces moyens pourront seuls guérir la rétrodéviation, mais rarement. Il faudra alors essayer de maintenir l'utérus réduit par la ceinture abdominale ou les pessaires. La ceinture abdominale n'est qu'un utile auxiliaire; les pessaires peuvent être efficaces dans les cas simples, mais il sont illusoires ou impossibles chez beaucoup de femmes. Ils irritent la muqueuse vaginale et provoquent, par suite, une sécrétion très abondante ; ils peuvent déterminer la formation d'ulcérations ou même de perforations.

Le massage, au contraire, est infiniment supérieur. Il amène la décongestion de l'utérus, et la réduction spontanée ; il triomphe d'adhérences légères. Il convient aux cas d'étiologie complexe, où l'infection joue un rôle, en provoquant dans le tissu utérin des modifications nutritives que le traitement chirurgical a pu laisser inachevées. Mais il est d'une application délicate, quelquefois impossible, et ne met pas toujours à l'abri des récidives.

L'hystéropexie vaginale ne sera employée qu'après l'échec de ces différents traitements. C'est ainsi que nous voyons que dans les Observations II et III, l'hystéropexie réussit là où les pessaires employés depuis plus de trois ans avaient échoué. Dans l'Observation I, où il s'agit d'une femme très nerveuse, il est probable que les pessaires auraient échoué.

Le massage lui-même aurait eu peu d'effet, car l'utérus n'était pas augmenté de volume. Dans l'Observation VII, il s'agit d'une rétroversion mobile sans gravité ; mais cette femme était stérile, et la stérilité était une indication opératoire.

L'Observation VIII a trait à une femme très nerveuse, souffrant constamment, et chez qui les méthodes opératoires précédemment citées, auraient eu sans doute peu de succès. Dans l'Observation IX, la malade ne pouvant plus travailler, vient à l'hôpital, et veut être rapidement débarrassée de son infirmité. L'hystéropexie vaginale employée dans ce cas, réussit très bien, mais l'Alexander pouvait aussi bien réussir, semble-t-il.

Cependant, dans les Observations II et III, concernant des rétroflexions rebelles au pessaire, il était à craindre que l'Alexander échouât. On a, en effet, remarqué (1) que dans ces cas, le raccourcissement extra-abdominal des ligaments ronds donnait souvent des mécomptes à l'opérateur. Puis, la vagino-fixation est aussi bénigne que le raccourcissement des ligaments ronds ; elle guérit la métrite et la rétroflexion, sans qu'il soit nécessaire de préparer un autre champ opératoire, comme cela devrait se faire pour l'Alexander. Elle permet d'ouvrir le péritoine, d'inspecter les annexes et l'utérus, de détruire quelques petites adhérences qui auraient pu provoquer la récidive. Mais, malgré ces quelques désavantages sur la vagino-fixation, l'Alexander n'en reste pas moins une bonne opération, qui a fait ses preuves, qui permet à la grossesse et à l'accouchement d'évoluer natu-

(1) Pozzi, *Traité de Gynécologie*, 3me édition, p. 526.

rellement. Et, lorsqu'on opèrera chez des nullipares au vagin très étroit, il sera plus facile de faire l'Alexander. Ce dernier sera au contraire plus difficile chez les femmes très grasses, où on risque de ne pas trouver les ligaments ronds.

La ventro-fixation semble plutôt réservée pour les rétro-déviations irréductibles, mais, faite pour les rétro-déviations mobiles, c'est une opération aussi bénigne que la vagino-fixation et l'Alexander ; cependant, à sa suite il peut survenir des éventrations ou des hernies, et quelquefois les malades refusent la laparotomie pour une simple rétro-version mobile.

Pour les rétro-versions *fixées*, l'opérateur a le choix entre l'Alexander, l'hystéropexie vaginale ou abdominale. Si l'on veut employer l'Alexander, il faut auparavant détruire les adhérences qui immobilisent l'utérus. Schultze a proposé une manœuvre qui permet de faire la réduction de l'utérus ; mais cette manœuvre, bien qu'ayant trouvé des imitateurs, a soulevé des oppositions, et, s'il existe de l'inflammation des trompes, elle peut leur donner un coup de fouet redoutable. Il vaudra donc mieux, en présence d'une rétroflexion irréductible, employer l'une des opérations dont nous allons parler. Par l'hystéropexie vaginale on peut, après ouverture du péritoine, détruire des adhérences plus ou moins solides. Dans l'Observation V, nous voyons que notre Maître put libérer l'utérus des adhérences qui l'unissaient au cul-de-sac de Douglas et aux annexes ; dans l'Observation II de Strassmann, nous voyons aussi qu'on put détruire plusieurs adhérences péri-utérines, dont un cordon fibreux de la grosseur d'un crayon.

Dans une statistique publiée par Küstner au Congrès de

Gynécologie et d'Obstétrique tenu à Genève, et portant sur 786 cas, il y avait 163 rétrodéviations fixées opérées par l'hystéropexie vaginale. Il est donc possible d'opérer par la colpotomie les rétroflexions fixées ; mais certains auteurs allemands ont été encore plus loin, tel A. Martin, qui extirpe par cette voie les petits myomes de la face antérieure du péritoine, les hydrosalpinx et les kystes ovariques ou paro-ovariques plus ou moins volumineux.

Cependant, lorsque les adhérences sont survenues à la suite d'une pelvi-péritonite étendue et intense, il est sage de s'abstenir de la voie vaginale ; car, si en déchirant les adhérences, il se produit une hémorrhagie plus ou moins sérieuse, on n'a guère d'autres ressources pour l'arrêter que de faire l'hystérectomie.

C'est dans ce cas que se trouvera vraiment indiquée la laparotomie suivie de l'hystéropexie abdominale.

Toutes les fois que des adhérences ou des fausses membranes qu'on n'a pu vaincre sous le chloroforme, avec l'aide du redresseur ou de la sonde, ou même avec celle du doigt introduit dans la matrice préalablement dilatée, immobiliseront l'utérus, il sera préférable de faire la laparotomie.

On libèrera l'utérus sous le contrôle de l'œil et du doigt ; on débarrassera les annexes des fausses membranes qui les entourent, ou on les extirpera si elles sont trop malades. On pourra facilement arrêter les hémorrhagies s'il s'en produit. On fera, en un mot, une opération complète et véritablement utile, bien supérieure à celle qu'aurait permise l'hystéropexie vaginale.

OBSERVATIONS INÉDITES.

OBSERVATION I.

Mme P..., 23 ans, opérée le 27 octobre 1897.

Cette femme, entrée dans une Maison de Santé, au commencement du mois d'octobre, se plaint de pertes blanches très abondantes et de douleurs assez vives survenant au moment des règles. Elle est très nerveuse et quelque peu détraquée. Mariée à 17 ans, elle n'a pas eu d'enfants. Elle a attrapé la blennorrhagie il y a six mois, et a été soignée pour ce fait par le docteur Soulié. Au toucher, on trouve un col normal, mais notablement abaissé ; et, dans le cul-de-sac postérieur, une masse qui n'est autre que l'utérus en rétroflexion. Les annexes sont saines.

Une *opération* est décidée pour guérir la rétroflexion, et, comme il y a des pertes blanches abondantes, on fait un curettage suivi d'une amputation sur le col qui est un peu hypertrophié ; puis on passe à la vaginofixation.

Le cul-de-sac antérieur est transversalement incisé ; le péritoine est ouvert et la face antérieure du corps attirée avec une pince érigne. On y passe deux catguts et on les fixe au bord supérieur de la plaie vaginale. Celle-ci est ensuite suturée transversalement et l'utérus est redressé partiellement. L'étroitesse du vagin empêchant d'attirer commodément l'utérus, ne permet pas de passer un autre fil plus haut à travers la face antérieure.

La femme sort trois semaines après de la Maison de Santé. L'utérus est bien réduit ; il n'y a plus du tout de rétroversion. La femme est revue six mois après. L'utérus est toujours fixé en bonne position ; le col est en arrière. Les douleurs ainsi que les pertes, ont disparu. Les règles seules sont assez irrégulières et assez abondantes.

OBSERVATION II.

Mme A..., 31 ans, opérée le 16 déc. 1897. Revue le 5 oct. 1898.

Cette femme, qui a toujours joui d'une bonne santé, a cinq enfants actuellement vivants et bien portants. Ses règles venaient régulièrement jusqu'au moment de sa dernière couche qui remonte à trois ans. Depuis ce temps, elles sont irrégulières et depuis deux mois, très fréquentes.

Peu de douleurs. Pas de troubles de la miction, ni de la défécation ; seulement des pertes abondantes.

A la suite de sa dernière couche, il est survenu une rétroflexion de l'utérus et la malade porte un pessaire. Au toucher, on trouve un col gros, dechiré, et dans le cul-de-sac postérieur, une masse volumineuse qui n'est autre que l'utérus en rétroflexion. Il est d'ailleurs mobile.

L'opération se compose du curettage, du Schröder que nécessite l'état du col, et de la vaginofixation, qui est d'ailleurs rendue facile par la laxité du vagin. Après l'amputation du col, on fait une irrigation soigneuse dans le vagin, puis on passe à la colpotomie, qui est faite largement dans le cul-de-sac antérieur. L'utérus descend bien ; le cul-de-sac péritonéal est ouvert; un écarteur antérieur soulève la vessie ; une pince érigne saisit et attire la face antérieure en laissant le fond libre. Avec l'aiguille courbe, on passe trois fils transversaux prenant la lèvre supérieure de la plaie vaginale et la plaie antérieure de l'utérus. En serrant, la plaie vaginale devient verticale en grande partie, puis un fil de chaque côté réunit le reste d'avant en arrière. Les fils de la suture verticale prennent à droite et à gauche la paroi vaginale et le péritoine vésical. La face antérieure de l'utérus est seulement prise dans une petite étendue et le fond est libre. La femme est revue le 5 octobre 1898; l'utérus est fixé en bonne position ; la cicatrice est dure ; le col est en arrière. Il n'y a aucune douleur. Les règles sont irrégulières et assez abondantes, mais les pertes ont complètement disparu.

Observation III.

Mme L., 37 ans, domestique, opérée le 11 janvier 1898. Revue le 3 mars et le 7 octobre 1898.

Cette femme a toujours joui d'une bonne santé. A accouché à 23 ans ; les suites de couches furent bonnes. A 29 ans, a fait une fausse couche, à la suite de laquelle il s'est déclaré une métrite qui se traduit encore par quelques pertes blanches. Les règles viennent régulièrement. Depuis longtemps elle porte un pessaire, et ne peut s'en passer pour marcher. Au toucher, on trouve un gros col avec un volumineux utérus en rétroversion. Les annexes sont normales. L'opération comporte un curettage qui ramène quelques saletés, un Schröder, et enfin la vagino-fixation faite comme de coutume. On place 3 fils fixateurs et la plaie transversale est suturée. Après la suture, elle est presque longitudinale.

Le 3 mars 1898, la femme revient à la consultation. On constate que l'utérus est toujours dans la place où l'avait fixé l'opération. Le corps est en avant, le col en arrière ; il n'y a pas de douleurs. Elle revient de nouveau à la consultation le 7 octobre 1898, se plaignant de pesanteurs et de douleurs lorsque la marche se prolonge un peu. Cependant, ayant découvert que les injections d'eau chaude fréquentes lui font du mal, elle les supprime, et depuis ce temps elle va mieux, mais elle ne marche pas encore beaucoup. L'opération a seulement produit une amélioration. On la touche ; le col est normal, l'utérus tient bien et est en antéversion normale.

Observation IV.

Mme M.., 33 ans domestique, opérée le 3 février 1898. Revue le 19 oct. 1898.

Cette femme n'a pas d'antécédents pathologiques. Elle a toujours été bien réglée. Elle a eu 3 enfants et n'a jamais fait de fausse couche. Son dernier accouchement remonte au mois de juillet 1895.

Depuis sa dernière couche, elle a des pertes blanches et souffre d'une constipation opiniâtre, ainsi que de douleurs persistantes dans le bas du ventre.

Au toucher, on trouve un gros col. L'utérus est en rétroversion mobile, les annexes paraissent saines. *L'opération* comporte un curettage, un Schröder et la vagino-fixation. Le curettage, qui ramène peu de chose, est suivi du Schröder, et on termine par la vagino-fixation faite comme de coutume.

Cette femme est revue le 19 octobre 1898 et allait bien : donc bon résultat.

Observation V.

Mme F., 22 ans, opérée le 21 janvier 1898. Revue le 19 octobre 1898.

Cette femme n'a pas d'antécédents pathologiques. Ses règles viennent régulièrement.

Le 5 novembre 1896, elle fait une fausse couche de cinq mois. Depuis cette époque, elle souffre dans le ventre d'une façon continue. Elle est, en effet, restée un mois au lit à la suite de cette fausse couche, et on l'a soignée avec des vésicatoires et des injections d'eau très chaude. D'après les renseignements fournis par cette femme, sur sa maladie, on pense qu'elle a eu une péritonite. A l'examen, on trouve un utérus un peu gros, sensible à la pression et au toucher ; les culs-de-sac sont douloureux, mais les annexes paraissent saines. C'est surtout l'utérus qui, au palper bi-manuel, semble le plus douloureux, et on pense que les douleurs persistantes de cette malade sont dues à la lymphangite péri-utérine.

L'opération comporte un curettage qui ne ramène rien ; puis la colpotomie antérieure est faite comme moyen de diagnostic.

Lorsqu'on saisit l'utérus avec des pinces, pour faire la colpotomie, on remarque qu'il ne descend pas bien. Après incision de la paroi vaginale et du péritoine, on trouve des adhérences péritonéales nombreuses autour de l'utérus dont le fond est très gros.

Celui-ci est uni au cul-de-sac de Douglas par des adhérences filamenteuses dont on le libère ; puis l'utérus est attiré en antéflexion forcée ; ensuite on attire dans le vagin les annexes et on les examine. A droite, elles sont unies par des adhérences étroites, plus lâches à gauche. Les ovaires sont gros, polykystiques; leur surface est parsemée de petits kystes séreux ouverts au thermocautère; puis ils sont réduits dans la cavité abdominale. Mais une pince érigne ayant déchiré la face antérieure de l'utérus, un écoulement persistant de sang se produit. Pour arrêter cet écoulement, on applique la surface cruentée de l'utérus sur la paroi vaginale antérieure et on fixe l'utérus comme de coutume.

Le premier fil est passé au-dessus de la déchirure et le fond est amené assez facilement sous la vessie.

Cette vagino-fixation ainsi faite pourra empêcher la reproduction des adhérences pelviennes qui, en se reformant, auraient à nouveau immobilisé l'utérus.

Réflexions. — Une laparotomie exploratrice, suivie d'une fixation de l'utérus à la paroi abdominale antérieure, eût été préférable. L'opération exécutée a été un peu brutale et aveugle. Cette femme, revue le 19 octobre 1898, allait bien ; les douleurs avaient disparu et l'utérus était fixé en antéversion physiologique.

Observation VI.

Mme D, 38 ans, ménagère. Opérée le 10 février 1898. Revue le 29 juillet 1898.

Rien dans les antécédents pathologiques.

A deux enfants bien portants. Sa dernière couche date de quatre ans. Les couches ont été normales et n'ont été suivies d'aucun accident. Elle se plaint de pertes blanches, abondantes et épaisses, et souffre de douleurs dans les reins.

Au toucher, on trouve un gros col et un gros corps en rétroflexion, peu mobile. Examiné au spéculum, le col montre une ulcération circulaire. On lui fait un curettage qui ne ramène rien. On taille dans le col deux énormes lambeaux, suivant la méthode de Schröder, puis on procède à la vagino-fixation qui est faite comme de coutume. Elle est d'ailleurs facile.

Cette femme est revue le 29 juillet 1898. L'utérus tient bon, le col est en arrière, le corps en avant ; la vessie est bien libre. Les pertes blanches ont beaucoup diminué.

Observation VII.

Mme B..., 26 ans, couturière. Opérée le 12 mars 1898. Revue le 5 octobre 1898.

Dans ses antécédents pathologiques, on relève une fièvre typhoïde, à 11 ans.

A 15 ans, elle a eu ses premières règles ; elles sont venues depuis d'une façon irrégulière. Mariée à 24 ans ; n'a pas eu d'enfants et n'a pas fait de fausse couche. Pas de pertes, pas de constipation ; bon appétit sans troubles gastriques. Tempérament arthritique, nerveux. Elle souffre beaucoup, énormément parfois, et est alors obligée de s'arrêter ou de s'asseoir. Ses douleurs augmentent au moment des congestions menstruelles. Au toucher, on trouve un col petit, irrégulier ; le corps utérin est petit et en rétroversion. Les annexes paraissent saines. C'est une rétroversion mobile, sans gravité, si ce n'est la stérilité ; mais la stérilité est une indication opératoire. Le 12 mars, la vagino-fixation est faite comme de coutume, sans toucher au col qui est sain. Revue le 5 octobre 1898. L'utérus tient bien dans sa nouvelle position; la cicatrice utéro-vaginale est un peu dure. Il y a quelques pertes et quelques douleurs névralgiques légères.

Observation VIII.

Mme S..., 31 ans, bijoutière. Opérée le 12 mai 1898. Revue le 6 juillet 1898.

Rien dans les antécédents pathologiques de cette femme. Réglée pour la première fois à 13 ans ; les règles sont douloureuses et durent huit jours environ. Mariée à 18 ans ; a eu une fille à 22 ans. La grossesse, comme les suites de couches, furent normales. A 29 ans, seconde grossesse normale, et suites de couches également normales. Depuis cet accouchement qui eut lieu en 1895, pesanteur dans le bas-ventre et douleur pelvienne persistante, en rapport avec une rétroversion, s'exagérant par la fatigue ; maux de tête fréquents, envies de pleurer, irritabilité nerveuse exagérée. Règles régulières ; quelques légères pertes blanches. Par le toucher, on trouve un col de volume normal, déchiré à gauche, porté en avant et plaqué contre la symphyse. Rien dans les culs-de-sac latéraux. Dans le cul-de-sac postérieur, masse arrondie dure, dont les mouvements se transmettent au col. Cette rétroversion est opérée par la vagino-fixation faite comme de coutume.

La femme est revue le 6 juillet 1898. On constate que l'utérus tient bien en antéversion. Il y a quelques pesanteurs pelviennes.

M. Richelot pria cette femme de venir à sa consultation, mais elle lui répondit que, son mari étant malade, elle ne pouvait s'absenter ; quant à elle, elle était toujours bien portante et ne souffrait plus (La lettre est datée du 8 oct. 1898).

Observation IX.

Mme A., 21 ans, feuillagiste. Opérée le 25 juin 1898. Revue le 5 octobre 1898.

Pas d'antécédents pathologiques. Réglée à 16 ans régulièrement. A 19 ans, accouchement normal. Selon la malade, les suites de couches auraient été normales aussi ; cependant, deux mois après l'accouchement, une métrite se déclarait qui forçait la malade à garder le lit deux mois. Après cette maladie, pertes blanches abondantes et prolongées durant quinze jours. Elle souffre de douleurs dans les reins et la jambe gauche, douleurs qui s'accentuent par la fatigue, forcent la femme à rester au repos et la déterminent à venir à l'hôpital. A la palpation, ventre souple, dépressible, douloureux seulement sur la ligne médiane. Au toucher, col très gros, entrouvert, sans ectropion de la muqueuse, et douloureux au toucher. Dans le cul-de-sac postérieur, il y a une masse dure et douloureuse. Par le palper bi-manuel on reconnait que cette masse est l'utérus en rétroversion mobile, mais douloureux. L'indication est d'agir sur le col par amputation conoïde et de corriger la rétroversion utérine. Dans ce but, on procède au curettage, puis au Schröder, et enfin, à la vagino-fixation. Cette dernière se fait comme de coutume ; elle est facile ; il y a une petite difficulté à ouvrir le cul-de-sac vésico-utérin.

Cette femme est revue le 5 octobre 1898. A peine quelques petites coliques ; plus de pertes. L'utérus est fixé en bonne position, le col en arrière ; la cicatrice médiane est dure et solide.

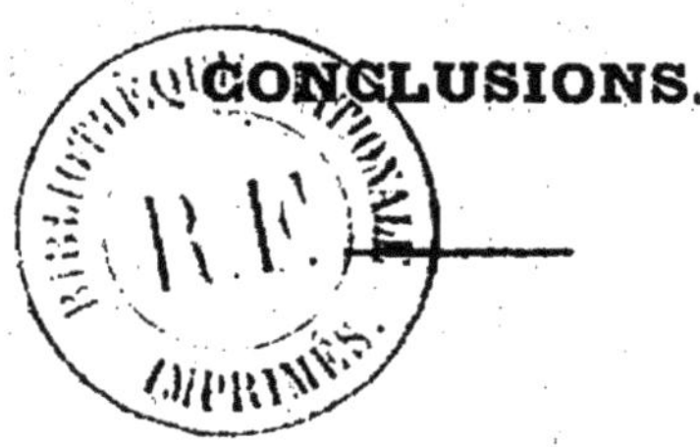

CONCLUSIONS.

1. L'hystéropexie vaginale est une opération bénigne.

2. Elle peut être employée avec avantage au traitement des rétrodéviations réductibles ou même irréductibles.

Elle permet à la grossesse et à l'accouchement d'évoluer normalement.

A. Pendant l'opération, il sera nécessaire d'ouvrir toujours le péritoine en incisant le repli péritonéal vésico-utérin.

B. De détruire les adhérences péri-utérines, s'il en existe.

C. De refermer l'incision péritonéale par une suture au catgut.

D. De passer les fils fixateurs le plus haut possible, à travers le repli vésico-utérin reconstitué, tout en laissant le fond de l'organe entièrement libre.

E. On devra éviter, dans tous les cas, d'adosser aux lèvres de la plaie vaginale la surface cruentée de l'utérus ; car il se formerait de la sorte des adhérences trop solides et dangereuses pour les fonctions de l'organe.

L'opération faite dans les conditions que nous venons d'énumérer, permettra d'éviter la récidive et laissera à l'utérus la mobilité nécessaire pour que la grossesse et l'accouchement puissent évoluer normalement.

INDEX BIBLIOGRAPHIQUE.

AMUSSAT. — *Comptes-rendus de l'Académie des Sciences*. Février 1850.

ARRIZABALAGA. — *Thèse*, Paris, Mai 1889.

BOVEE. — *Virginia M. Month.* Richmond, 1895, XXII, 1262-1266.

BYFORD. — *Journal of the Amer. medical Association*, 7 août 1896.

COURTY. — *Traité pratique des maladies de l'Utérus*, 2e édition. Paris, 1872, p. 876.

DELAGÉNIÈRE (H.) — *Chirurgie de l'Utérus*. Paris, Inst. de Bibl., 1898. — *Arch. prov. de Chir.*, nov. 1898.

DOLERIS. — *Traitement des rétroversions utérines. — La Gynécologie*, 1898, p. 17.

DEBRUNNER. — *Correspond. Blatt. für Aerzte*, 1890, p. 337.

DUHRSSEN. — *Ueber Vaginofixatio uteri. — Zeit für Geb., und Gyn*, 1892, Bd. XXIV, p. 368.

DUHRSSEN. — *Centralblatt für Gyn.*, 1893, n° 367.

DUHRSSEN. — *Arch. für Gyn.*, 1894, LXVII.

DUHRSSEN. — *Ann. de Gyn. et d'Obst.*, 1897, XLVIII, p. 287.

DUHRSSEN. — *Ann. de Gyn. et d'Obst.*, 1899, janvier.

FRAENKEL. — *Deutsche medic. Woch.*, 1888, n° 45-46.

FRAISSE. — *Gazette de Gynécologie*, 1896, p. 73.

FREUND. — *Cent. für Gyn.*, 1889, n° 30.

FRITSCH. — *Centr. für Gyn.*, 1897, p. 1009.

HARTMANN. — *Ann. de Gyn. et d'Obst.*, 1890, XXXV, p. 453.

HEYDENREICH. — *Semaine Médicale*, 1890, p. 237.

JACOBS. — *Bull. de la Société belge de Gyn. et d'Obst.*, Bruxelles, 1896, VIII, p. 34-37.

JACOBS. — *Bull. de la Société belge de Gyn. et d'Obst.*, 1894.

VON KNORRE. — *Centr. für Gyn.*, 1893, p. 1177.

KHOLMOGOROFF. — *Wrach, St-Petersbourg*, 1897, XVIII, 42 41.

KUSTNER et FRITSCH. — *Deutsche medic. Woch.*, 1894.

KUSTNER. — *Ann. de. Gyn. et d'Obst.*, 1896, XLVI, p. 315.

LE DENTU. — *Semaine Gyn.*, 1896, p. 9.

MACKENRODT. — *Deutsche medic. Woch.*, 1892, 2 juin, p. 491. — *Centr. für Gyn.* 1892. n° 25, p. 479.
MACKENRODT. — *Centr. für Gyn.*, 1893, n° 29, p. 665.
MACKENRODT. — *Berlin. klinisch. Woch*, 1894, p. 713. — *Centr. für Gyn.*, 1894, p. 1025.
A. MARTIN. — *Ann. de Gyn. et d'Obst.*, 1897, XLVIII, p. 287.
A. MARTIN. — *Monatschr für Geb. und Gyn.*, 1895, p. 96.
A. MARTIN. — *Centr. für Gyn.*, 1895, n° 49.
ORTHMANN. — *Centr. für Gyn.*, 1893, p. 1038.
PICHEVIN ET ARRIZABALAGA. — *Gaz. méd.*, Paris, 1895, p. 217.
POLTZER. — *Berliner klinisch. Woch.*, 1886.
POZZI. — *Revue de Gynécologie et de Chirurgie abdom.*, 1897, p. 387.
Von RABENAU. — *Berlin. klin. Woch.*, 1886, XXXIII, 284.
RICHELOT père. — *Union médicale*, 1868, n°s 68 et 69.
RICHELOT. — *Hystéropexie vaginale*. — *Union médicale*. Paris, 1889.
RISSMANN. — *Berlin. klin. Woch.*, 1893, XXXIII, p. 650.
SANGER. — *Centr. für Gyn.*, 1888, p. 17 et 34.
SANGER. — *Centr. für Gyn.*, 1892, p. 1.
SCHMIDT. — *Centr. für Gyn.*, 1886, p. 685.
SCHUCKING. — *Centr. für Gyn.*, 1888, p. 181 et 682.
SCHUCKING. — *Centr. für Gyn.*, 22 févr. 1890, p. 213.
SCHUCKING. — *Centr. für Gyn.*, 1891, N° 20.
STRASSMANN. — *Zeit. für Geb und Gyn.*, 1895, Bd. XXXIII p. 510.
STRASSMANN. — *Arch. für Gyn.*, 1896. Bd. L, p. 473.
STEINBUCHEL. — *Centr. für Gyn.*, 1893, p. 713.
THIEM. — *Frauenartz*, Berlin, 1889, p. 657.
TÖRNGREN. — *Arch. de Tocologie et Gynécologie*, 1891, p. 689.
WERTHEIM (E.). — *Centr. für Gyn.*, 1895, p. 466-472.
WERTHEIM (E.). — *Centr. für Gyn.*, 1896 XX, p. 265-269.
WINTER. — *Centr. für Gyn.*, 23 décembre 1893.
ZWEIFEL. — *Centr. für Gyn.*, 1890, 27 octobre.

TABLE DES MATIÈRES

Le Mans. — Impr. de l'Institut de Bibliographie. — Mai 99.

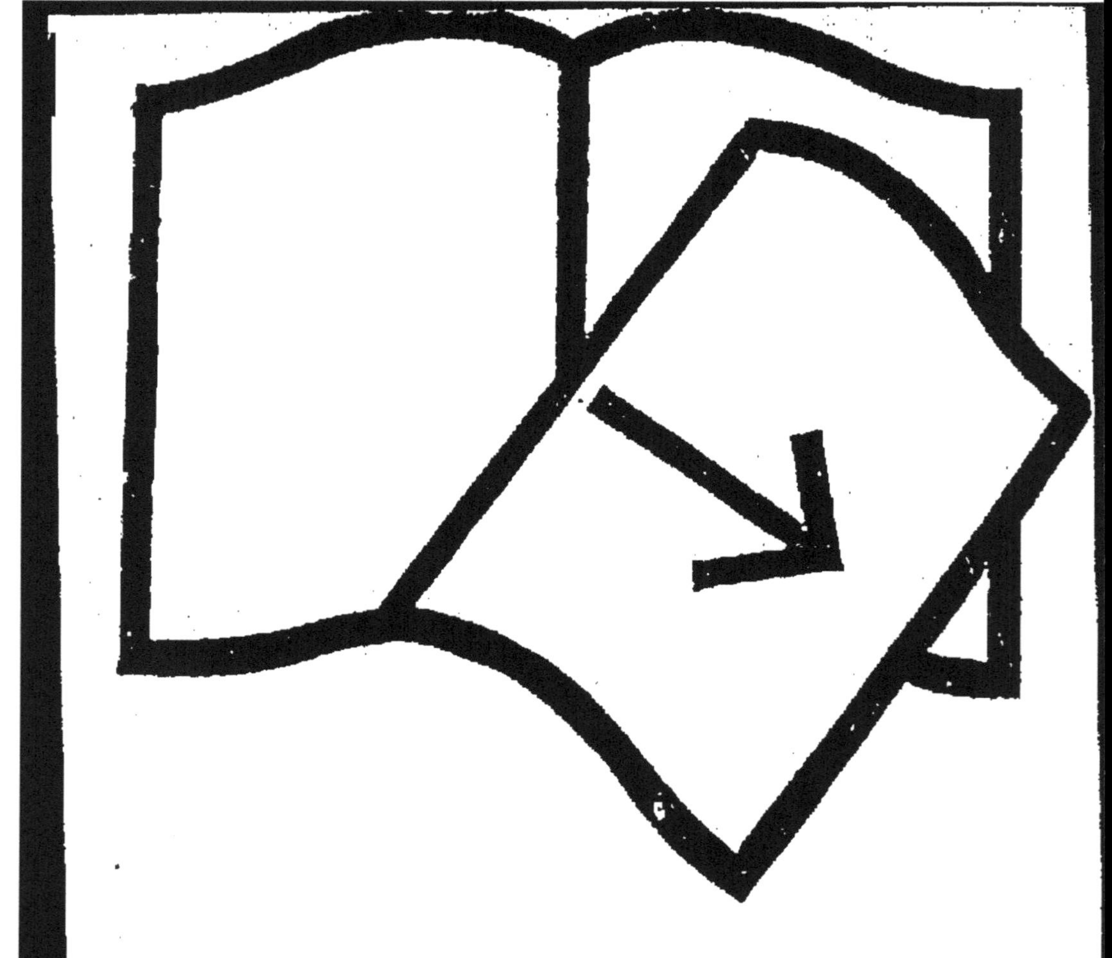

Documents manquants (pages, cahiers...)

NF Z 43-120-13

www.ingramcontent.com/pod-product-compliance
Ingram Content Group UK Ltd.
Pitfield, Milton Keynes, MK11 3LW, UK
UKHW020941140726
13695UKWH00003B/1136

9 782013 582780